给身体减龄：这辈子要完成的抗衰老方案

王芳　主编

天津出版传媒集团

天津科学技术出版社

图书在版编目（CIP）数据

给身体减龄：这辈子要完成的抗衰老方案 / 王芳主
编 . —天津：天津科学技术出版社，2014.5（2024.1 重印）
ISBN 978-7-5308-8651-9

Ⅰ . ①给… Ⅱ . ①王… Ⅲ . ①衰老—基本知识—②长寿
—基本知识 Ⅳ . ① R339.3 ② R161.7

中国版本图书馆 CIP 数据核字（2014）第 002850 号

给身体减龄：这辈子要完成的抗衰老方案
GEISHENTI JIANLING：ZHEBEIZI YAO WANCHENG DE KANGSHUAILAO FANGAN

责任编辑：梁　旭
责任印制：王品乾
出　　版：天津出版传媒集团
　　　　　天津科学技术出版社
地　　址：天津市和平区西康路35号
邮　　编：300051
电　　话：（022）23332369（编辑室）
网　　址：www.tjkjcbs.com.cn
发　　行：新华书店经销
印　　刷：三河市天润建兴印务有限公司

开本 710×1000　1/16　印张 13　字数 160 000
2024 年 1 月第 1 版第 2 次印刷
定价：49.80 元

　　我们的寿命主要与先天因素和后天因素两个方面有关。先天因素是指一个人从父母、家族那里继承的遗传基因，比如家族成员中是否患有糖尿病、高血压等遗传病，有无长寿基因。后天因素是指个人习惯以及饮食起居，包括饮食、工作压力、居住环境、心理状态等对健康的影响。先天因素是我们无法决定的，而后天因素也就成为我们延年益寿的重中之重。

　　对于现在的年轻人，特别是白领人士而言，抗击衰老成为养生的关键问题，从字面理解，主要包含两层含义，一个是"抗老"，另一个则是"抗衰"，简而言之，它并非是单纯地延长我们的寿命，更重要的是提升我们的生命质量。相信不管现在的你是正年轻还是已年迈，一定希望自己的老年生活能够无病无痛、精神奕奕、活力充沛地颐养天年，而绝不是在病床之上度过自己的老年生活。

　　可惜在生活中却有不少人在"挥霍"健康，"坐以待老"；生病之后只能通过医院治疗，却不懂得如何去保养身体。有些人虽然年纪大，却毫无生命质量可言，只能凭借药物和仪器来延缓自己衰老的进程，这是非常可悲的事情。

面对年龄的增长，衰老的一步步逼近，我们应该怎样去应对呢？通过对这个问题的深入研究，我们更深刻地感觉到抗击衰老、提高生活质量的重要性。因为工作原因，本书作者广泛深入社会，结交了很多百岁老人以及养生学家，这些经历让作者更深刻地意识到早衰问题的严重性。目前，除了日常工作之外，作者将更多的时间放在研究养生知识以及理论上。本书针对人体衰老的原因进行了总结，并根据种种表现，"对症下药"，帮您应对衰老，以最简单、最轻松的形式让更多的人获益。

希望您读过此书后，能够有所获益，帮助您拥有一种健康、快乐的生活！

目 录 CONTENT

第一章

易衰老：都是自己不注意惹的祸

第二章

记忆力：抗衰老的核心目标

第三章

思维能力：让你的头脑永远年轻

第四章

常见病：预防一种病，寿命增十年

第五章

心理疾病：想得越多，老得越快

第六章

养生穴：动动手指，有效抗衰老

第七章

益寿功：延龄健体的独门抗衰功

第八章

排毒解毒：避免体内"生锈"和积毒

第九章

合理饮食:科学膳食不可少,阴阳平衡保长寿

第十章

科学生活:养成衣食住行好习惯,天天都走健康路

第一章

易衰老：
都是自己不注意惹的祸

要有活到 120 岁的决心

"你想活多大岁数?"如果真有这样的问题,你会怎么回答?我曾经问过很多人这个问题,结果居然非常一致,绝大多数人都认为:能够活到 80 岁,就算是高寿了。

根据国外机构研究表明,80 岁只是刚刚度过人生的三分之二,人的正常寿命应该在 120 岁左右。在《黄帝内经》中记载:"上古之人,春秋皆度百岁乃去,而尽终其天年。"唐代医学家王冰中解释《素问·上古天真论》中讲到,"度百岁乃去"中的"百岁"是指 102 岁;《尚书·洪范》注释"一曰寿,百二十岁也"。美国学者有人曾用细胞的分裂次数来衡定人的寿命,计算出的结果也是 120 岁。这样看来,我们的先贤祖先的智慧是多么的奇妙,与今天的测量不谋而合。

有人可能会说,120 岁对于普通人而言几乎是不可能的。事实上,这并非是多么艰难的任务。2008 年我国有关部门举办了中国第一届"中国十大寿星排行榜"活动。这次活动给我们带来了不少的启示,让我们发现人活到 120 岁并非是一件困难的事情,很多长寿老人,有 110 多岁甚至120 多岁了,说话的时候仍旧是精力充沛,走路的步伐还非常的沉稳有力,有几位农村的老人还时常到地里帮家人干活。

但是,目前人的平均寿命为什么只有七八十岁呢?这一平均寿命为什么要比我们测算的少 1 / 3 呢？这是一个非常值得思考的问题。

在我身边，有不少的男性朋友喝酒当喝水一样，毫无节制；饮酒过量会伤及脏腑器官、血脉，而且损害人的精神。也有不少人身上有很多不良习惯，已经陷入健康误区，但自己却不知道。吃饭没有规律，总是饥一顿饱一顿，或者偏食等等，这些不良习惯都会对人体的代谢功能造成伤害，进一步加剧了机体的老化速度；又如饮酒之后纵欲，既伤于身又劳于色，只图一时的痛快而已，不知道对体内的精气加以保护；另外还有熬夜、吃夜宵、起居无规律等不良习惯，这些情况都会导致人疾病缠身而无法颐养天年。

每个人都想拥有一个完美的人生，希望自己事业美满、家庭幸福，而且拥有一个健康的体魄，而不希望自己的事业刚刚有起色的时候，身体突然垮掉。可惜，这些我们最不希望看到的事情每天都在不停地上演。其实，如若我们能保持良好的生活习惯，好好爱惜自己，颐养天年并不是什么困难的事情。

在不久以前，报纸上有这样一篇报道，关于广州一家外企的工人的生活状态，因为长期超负荷劳动，对于他们的身心造成极大的伤害。报纸上还刊登了这些工人的照片，照片中的工人双眼无神、沉郁疲惫的状态让我印象深刻。

没有了健康，一切都没有意义，这是大家都知道的道理，然而，很多人为了追求名利疲于奔命，以致心力交瘁。他们生病之后，甚至是弥留之际才知道健康的重要意义。古人说"皮之不存，毛将焉附"，如果健康都没有了，那些拼了命获得的名利还有什么意义呢？

工作压力大，也不可"言老"

随着医疗水平的提高，人们的寿命在不断地增加，但是有不少人在中年未老先衰。可以说，现在疾病的种类越来越多，衰老的速度也越来越快。之所以出现这样的状况，其实都是我们自己造成的。

很多人因为工作压力大，身体一旦出现状况，就感觉自己身体在衰老，久而久之，身体也就真的变老了，这就是心理暗示的强大作用。生活中，不少人的身体是非常的健康，但是偶尔听说自己的同事住院了，一会儿又听说某个朋友因病中风了，于是觉得好像自己也要生病，这时候似乎病魔真的会找到他们头上。别看我说得这么邪乎，实际上也是有一定科学依据的。

20 世纪 90 年代，哈佛大学的兰格教授曾经做过一个实验，他曾在一个非常具有时代典型特征的小镇上，把镇子的状态恢复到 20 世纪 50 年代的样子，连冰柜中的饮品都是那时候的样子，黑白电视中也播放当时流行的音乐。兰格教授的实验对象是十几位老人，给他们进行正常体检后安排到这个镇子上生活。在这里，老人忘记自己的实际年龄，如同回到年轻时一样，在一起生活了几星期。后来，兰格教授又再次为他们体检，结果很让人吃惊，因为老人们的各类指标，包括血压、血糖、肺活量，甚至骨密度，都有了非常明显的变化。实验结束，当老人们重新回到自己的住所，教授再次为这些老人体检，发现他们所有身体指标和实验前的指标相近似，也就是他们意识到了自己的年龄和所处的时代。

这个实验能够告诉我们什么呢？可以证明我们之所以年老，心理上的暗示起到很大的作用。我们能够从一些生活现象中看出端倪，比如没有结婚的女孩子比结婚的看上去更加年轻。不管这个女人的年龄有多大，她始终认为自己是一个未婚女孩，就应该年轻些。而那些已经为人妇、为人母的女孩，每天都在为家庭操劳，在心态上就已经将自己归为"已婚妇女"的行列，因此就衰老的快。同样，大家也可以发现那些已婚的男士都会发胖，尤其是在 40 岁左右时，这与饮食结构、年龄有着必然的联系，但心理暗示的影响也是不容忽视的。他们感觉"我已经是一个已婚男人""我是一个中年男人"，每天都有这样的心理暗示，自身也会按照这个方向去发展，这种现象的确非常可怕。

说了这么多，只是为了告诉大家一个道理，以后不要总是有"老了"的心理暗示。一个人是否衰老，固然与身体状况有一定关系，但是有一个年轻的心态，才是延缓衰老、恢复青春的关键因素。

经常运动，久坐不动易衰老

对于那些久坐不动或是长时间伏案看书的人而言，颈部长时间低垂少动会引起颈部血管受压、颈椎骨质增生和动脉硬化，而且会造成暂时性的脑部供血不足，出现恶心、眩晕、呕吐等症状，身体极容易失衡，更有甚者会晕厥，长此以往，极容易引发缺血性脑部疾病，并容易患冠心病、高血压、动脉硬化等疾病。

另外，长时间不动极容易出现臀部松垂、腹部凸出、体态臃肿等困扰，这是因为长时间的端坐会导致腹部、臀部的脂肪堆积。

随着年龄的增长，我们的各项生理机能都处于衰退阶段，肺组织的弹性和呼吸肌的力量与年轻时存在一定的差距，久坐不动的话心肺得不到充分的锻炼，从而加速了它们衰退、老化的过程。

我给那些经常坐着的白领们介绍一种锻炼心肺功能的运动——扩胸运动。每坐一两个小时后，缓缓站起，双臂张开，舒展胸部，舒展胸部的时间在 5 分钟左右。切记，在整个扩胸运动过程都必须保持愉快的状态，这样有助于增强心肺功能。进行扩胸运动需要站立，能够有效锻炼腿部肌肉，促进下肢的血液回流至心脏，预防深静脉血栓的形成。根据自身的条件，我们还可以适当进行跑步、散步、游泳等低强度的有氧运动。能够有效地提高人体的免疫力，保证身体的全面健康。

很多白领上班的时候一坐就是几个小时，常常觉得肩颈部位酸疼；其实，这一状况大多都是因为坐姿不正确而引起的。所以，避免肩颈疼痛首先就是应该端正姿势，并且每隔一个小时就应该活动一下颈部关节。其中并无固定的动作要领，根据自己的身体状况而定，这样不仅能减轻疲劳，还能缓解颈椎病的发作。

而且从抗衰老的角度来看，想要活得年轻些，还是应该活动一下。研究发现，坐着不动的人的老化程度是经常运动的人的三倍。

我认识一家公司的主管，他每天的工作都非常忙碌，只有周末可以轻松一下，而且他非常喜欢下棋。周末一清早，他就托着一把小茶壶，慢慢遛达到公园里，和棋友们一起聊聊天、切磋棋艺，一去就是一天，下到兴起时，即使爱人催促他回家吃饭，他也久久不肯回去。而晚上回家后，吃完晚饭之后他就开始看电视，一看又是几个小时，有的时候就在沙发上睡着了……

没有想到，这样的舒坦日子没过半年，他开始感觉腰背酸痛，而且浑身乏力；有时候下完棋起身就感到恶心头晕。去医院检查之后，诊断结果是腰肌劳损，而且还有严重的混合痔，血脂也高。他对此非常担心，之前他的身体非常棒，感冒、发烧都很少在他身上发生，结果仅仅半年时间居然生病了。

由于身体素质的下降，很多人周末休息都喜欢静养而不喜运动。他们常选择读书、看电视、看报纸、玩扑克、打麻将、下棋等方式打发时间，往往很长时间不动；但这种久坐不动的生活方式会加快我们衰老的速度，对健康非常不利，甚至导致人体出现各种疾病。在这里，我提醒大家：生活中不能久坐，否则就是加速衰老的速度。

一个人若是长时间坐着，其全身血液循环减慢，时间一长，会引起腰背酸痛、肌肉萎缩；而且，长时间保持坐着的姿势会对肛门造成压迫，使人容易患上痔疮，而且会加重男性前列腺肥大，或引起前列腺发炎。

加班注意夜宵，食用不当更易老

有的时候，一个不经意的生活习惯，一个不起眼的生活细节，可能会给身体带来很大的麻烦。很多肠胃、心脏不好的朋友都有一个共同的习惯：吃夜宵。

陈先生是一家公司的业务员，今年 35 岁。他日常的工作就是四处跑业务，经常是饥一顿饱一顿，晚上也总是因为回来的太晚而不吃晚饭，半夜饿了会在外面吃夜宵。从事销售行业以来，他就一直延续这样的生活习惯。谁知最近几年，他晚上睡觉总是失眠，而且白天食欲不佳、头昏脑涨，曾经到医院检查很多次也没有结果，尝试多种药物之后仍旧没有改善症状。

像陈先生这样经常熬夜的人士而言，内脏衰老的速度要比不吃夜宵的人更快。这类人群大多较为肥胖而且容易内分泌失调，较为容易抑郁。因为晚上大量吃饭以后就进入梦乡，导致腹中的热量过剩，很容易长胖，也就增加了患上高血压、心脑血管疾病的概率；另外，进食后，人的精神状态较为兴奋，极容易造成人的失眠，进而会对人第二天的精神状态造成影响，长此以往，就会导致人出现抑郁症状。

吃夜宵极容易促成身体内的结石生成，如果进食高脂肪、高蛋白的食物，还会促使人体内的血质、胆固醇的升高。而且饱满的胃囊往膈肌上顶，直接压迫到心脏，可以看出脾胃的通畅是防范心脏方面疾病的关键。对于那些患有心脏病的人，在睡觉前的两个小时最好不可进食，让胃囊处于清空的状态，保证心脏正常有序的跳动。

吃夜宵对身体造成的伤害有很多，不及时改正这个习惯，势必会抑制人体的健康状态。所以，我一直告诫身边的朋友，要想拥有健康和长寿，最好戒掉吃夜宵的习惯。如果晚上确实感觉饿了，最好吃一些较为清淡的食物，如一杯牛奶、小片面包或一碗小米粥。

中医上讲"胃不和则卧不安"，如果肠胃得不到充足的气血补给，消化无力，就会导致身体浑浊之气淤积，加重肝脏的负担，从而加重了心脏的负担，出现失眠问题。对于这种因肠胃引起的失眠问题，最好的解决方法就是拔罐。

临睡之前，准备好 6 个真空罐，用 2 个真空罐拔在中脘和气海穴上，其余的真空罐可以拔在胃经上（大腿正面），10 分钟后可以去罐睡觉。这样就觉得心里平和，入睡就非常容易了。

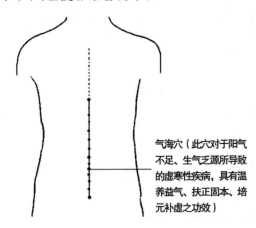

气海穴（此穴对于阳气不足、生气乏源所导致的虚寒性疾病，具有温养益气、扶正固本、培元补虚之功效）

想想未来，年轻时别把自己当成"药罐子"

人吃五谷杂粮没有不得病的，吃药也非常正常，但吃药是为了治病，所以吃药时应该慎重。有人觉得自己吃完药就没事了，没想到这可能潜藏着"地雷"，随时可能爆炸。

我有一次到医院看望一个朋友，在病床上，他拿着一大把药片，打算往嘴里搁。由于生活不规律、饮食不调等问题，他经常腰腿痛。为了调理身体，我这位朋友有治疗各种疾病的药物，每顿都可能都会吃上一大把。

看见我，朋友只能苦笑自己是"药罐子"，吃一半饭吃一半药。看见这种情景，我非常为他的身体担心。

不少人有点小问题就吃药，尤其是白领人士，稍微感觉有些不舒服，就大量吃药，身体已经成为一个"小药箱"。吃药虽然是解决问题最有效的方法，但是毕竟"是药三分毒"，若是吃药毫无顾忌必然会适得其反。

而且白领女性的抵抗能力差，尤其是干细胞的数量非常少，身体中所含药物代谢酶的活性降低，其解毒能力不强，药物的副作用会加剧；再者肾动脉的硬化、血流量减少、肾小球滤过率降低，导致药物残留从尿液排出的量不断减少，而产生蓄积毒性反应。因此，白领女性在用药的时候，除药量适当减少外，对于一些具有强大作用的药物最好慎用。此类药物具体来说包括以下几种：

1. 清热解毒类药

清热解毒类药物性偏凉，脾胃功能较弱、体质偏差的人如果用药，可能会导致胃痛、呕吐或腹泻等。最近几年，临床上已有多起人因为长期服用板蓝根等清热解毒药物引起胃黏膜出血、造血系统轻度障碍，甚至出现过敏致死症状，大家应该给予重视。

2. 壮阳药

年龄增长，性功能衰退是非常正常的生理状况，如果滥用壮阳药物，就等于竭泽而渔，对身体极为不利。要想延缓性功能减退症状，不妨从锻炼、饮食等方面进行调理。

3. 寒性药物

寒性药物对于正气有很大的损耗，虚寒体质的老人会有小便清长、畏寒肢冷、面色发白等特征，服用一些偏于寒性的药物极可能出现不良反应，将加重阴阳失衡状态，对身体造成损害。

4. 泻药

大多数人的便秘是因为身体肥胖，腹部肌肉无力，肠蠕动减弱而导致的功能性便秘，如果靠泻药导泻，极容易出现结肠痉挛，使排便问题变得更加困难。若服用大量或浓度过高的硫酸镁、酚酞等溶液，甚至会造成脱水。

年轻时太忙，会过早衰老

向我询问有关养生问题的人，有很大一部分是把身体累垮的。特别是一些知识分子、白领人士，这种情况非常普遍。他们属于社会之中的精英，无论面对家庭还是工作，他们都需在承受巨大压力的情况下奋力前行，身心皆损。如果我告诫他们要养护身体，他们都会说"没有时间"，在他们眼中许多事情都必须身体力行，哪里有空闲的时间？甚至有不少人每天休息的时间不足五个小时。可能在短时间内不会造成身体非常不舒服的情况，但是随着时间的推移，就会出现精神疲惫、腰酸背痛的症状，茶饭不思、睡眠质量开始下降。此时，如果将这些问题归于年纪大了而不注意必要的休息，继续劳作，早晚将自己累垮。

没有时间休息的人，身体就会出现提前衰老的症状。人们在匆忙紧张的工作中还要承受巨大的压力，身体需要能量的配合；当这种压力持续作用在身体的时候（这也是目前多数人的生活方式），也就意味我们的身体需要不断地进行分解，以产生更多的能量供给身体所需。但是，随着人年纪的逐渐增大，人的健康贮备减少，如果我们不能及时补充能量，如充分休息、疏解压力、适当运动、补充营养等，身体抗压能力下降会非常快，免疫力也会降低，结果自然是疾病缠身，有些人时常被口腔溃疡、感冒、失眠等疾病困扰。这些疾病都是我们身体加速老化的催化剂，不断地加重我们身体的老化程度。

为了不让身体继续衰老下去，及时休息是非常重要的。我们应该对我们的身体加以重视，要知道，身体的承受能力是非常有限的，该休息的时候必须要很好地休息，千万不能将身体毁掉之后，才猛然醒悟，此时已经是来不及了。

因为工作上的关系，上班族有的时候必须要熬夜，熬夜之后的第二天中午一定要记得打个盹，这对身体的恢复有很大的帮助作用。神疲力乏者可以通过饮食调节的方法，缓解自身的疲劳。下面介绍一个食疗方：

准备海参150克，鲜人参15克，香菇30克，瘦猪肉半斤。青豌豆、竹笋各60克，味精、香油各适量。先将发好的海参洗净切块，香菇洗净后切丝，瘦猪肉洗干净之后可以切成小块，竹笋切片，上料同人参、青豌豆一起放入砂锅内，放入清水后一同煮熟，以瘦猪肉熟烂为度。最后即将出锅时，再加入精盐、味精、香油即可。这款双参汤，能够增补元气、强壮身体、消除疲劳。

别惊讶，男人也有更年期

《华严经》里说："一切诸果，皆从因起。一切诸报，皆从业起。"男人到了中年以后是特别需要照顾的，无论是身体上还是心理上，因为他们承受着来自工作、老人、孩子的多方面的压力。很多人都是忙于工作而忽略了自己的身体，导致身体出现了问题。

生活中这样的男人不在少数，他们往往是事业上开始有很大起色的同时，身体垮下去了。慢慢地，他们身上开始出现很多的小毛病。等到退休以后就成了身体不行，无所事事的"居家男人"了。

我有一个朋友，因为身体原因一直待在家里。身边的人都觉得他像是变了一个人似的，总是喜怒无常，让家人们不知道如何是好。而且总为一些小事情和爱人吵架。不仅如此，出去买菜时他会和菜贩吵架，去超市买东西又会和售货员吵……有时候劲头上来了就谁也不服，觉得自己丝毫没有错。

有时候把妻子气得不行，他又会嬉皮笑脸的去"求饶"，让人哭笑不得。妻子说他就像一个小孩子，晴雨不定。

其实他在情绪上的反复变化属于更年期的症状。男人的更年期其实是相对于女性更年期的一种简单的说法，确切地说，医学上把它叫作"中老年男子部分雄激素缺乏综合征"。很多男人在过了50岁之后，睾丸开始萎缩，同时睾丸所分泌的睾丸素（也就是雄性中活力最强的部分）的含量也会下降。这是导致男性更年期产生的根本原因。所以从那以后，男人便由之前的体力充沛、身体强健向着另一个年龄段过渡了。

打个比方，男人们刚开始时都坐在一艘快速游艇上，可是游艇的油逐渐地消耗殆尽，他们便换到一只竹筏上去了。不过换船这个过程不是一蹴而就的，中间肯定会出现颠簸，而这种现象反映到身体上，就是气血的运行失去了平衡。

人在步入更年期以后，身体上都会出现大大小小的症状。女人表现为浑身发热，爱出虚汗，脾气暴躁，而且月经不规律，这些都是绝经前后的表现。男人则表现为脾气倔强、拧巴，偶尔会做出一些别人无法理解的举动。反映到身体上可见的变化，就是性功能降低，肚子变大等。另外胳膊上的肉也会变得松弛下来，做事很难提起精神。但是男人为了面子，通常会做些伪装，只是在一些小事上会发发牢骚，犯点倔。

其实，男人的更年期是从中年到老年的一个过渡，所以男人们不用太过紧张。虽然有时候会出现情绪不稳，容易波动，但也不用过于苦恼。每个男人都会经历更年期，只是个体间有差异，反映的程度不同罢了。

处于更年期时，可以常喝些菊花鸡肝汤。准备菊花和银耳各 15 克，茉莉花 30 朵，鸡肝 100 克。烧开一锅水，然后加入适量的盐、姜、料酒，把银耳和鸡肝一起下入锅中；等鸡肝熟后，再向锅中加入菊花和茉莉花。需要注意的是，一定要在鸡肝快出锅的时候再放这两种花，这两种花不能煮太长的时间。在中药中，菊花和茉莉花都是芳香的药材，可以帮助解除内心的郁闷，如果煮的时间太长的话，芳香的气味会散尽，效果也就不明显了。

第二章

记忆力：
抗衰老的核心目标

选好四组穴位，自我按摩健脑法

阿尔茨海默症是很多人都担心自己年老之后会患上的疾病。因为这是一种进行性发展的致死性神经退行性疾病，虽然病发症状较为缓慢，记忆能力会不断地恶化，日常的生活能力也在不断减退，行为障碍，认知能力下降，最终生活不能自理。

每一个人都不希望自己年老之后出现这种情况，如何防治阿尔茨海默症就成为生活中的重中之重。

我有一位好朋友，工作、生活都非常顺心。有一个听话的儿子，生活过得非常美满，但是随着生活节奏越来越快。他的记忆力开始下降，经常丢三落四的，总把许诺的事情忘记，甚至老板交代的重要的事情必须记在本上；他学习新事物困难，看书读报后也很快忘记内容，就连给儿子讲故事有时候都想不起内容。他的爱人认为这种情况应该看一看医生，后来经过诊断发现，他的症状属于大脑功能退化，呈现阿尔茨海默症的初期症状。

为了延缓疾病发展到中度阶段，医生叮嘱他的家人不仅需要进行常规的药物治疗，还要通过按摩进行辅助治疗。采用按摩的方式，促进脑血循环，预防或缓解阿尔茨海默症。

1. 按摩风池穴、翳风穴

风池穴非常容易找到，就在我们的后颈部，颅骨下方，两条大筋外缘的凹陷中，同耳垂的下缘齐平；翳风穴在耳垂后耳根部的凹陷处。对这两个穴位进行按摩，能够有效地改善基底动脉供血情况。

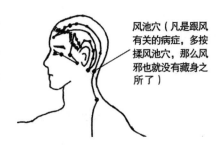

风池穴（凡是跟风有关的病症，多按揉风池穴，那么风邪也就没有藏身之所了）

2. 按摩四白穴

四白穴的位置就是在眼眶的中点直下约 0.5 厘米凹陷处。这个穴位能够补充气血，能够有效地刺激颅内供血，增加大脑功能。

3. 按摩印堂穴

印堂穴的位置处于两眉头连线中点。按揉这个穴位能够有效活化脑细胞，改善脑部血液循环，有效地增强记忆力。

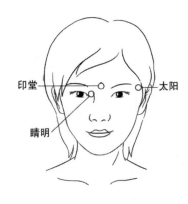

印堂　　　　太阳

睛明

4. 刺激委中穴

委中穴位于腿部腘窝的横纹中点，属足太阳膀胱经，其经脉循行可以里联入脑。因此，刺激委中穴能够使头脑清醒，浑身舒畅。

以上刺激按摩的四组穴位，早晚各按揉一次，每次任选一组进行按摩，每次 20 分钟。若能长期坚持，可以有效地预防阿尔茨海默症，可令人保持思维清晰、耳聪目明。

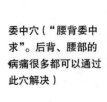
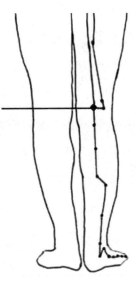

委中穴（"腰背委中求"。后背、腰部的病痛很多都可以通过此穴解决）

失眠易健忘，酸枣仁汤来帮忙

非常辛苦地工作了 5 天，好不容易熬到周末了，这时我们多希望一觉可以睡到日上三竿啊。但是有不少人，跟这种美好生活无缘，他们不是辗转反侧难以入睡，就是不断地做噩梦。失眠对人是一种折磨，假如你几天都不能得到很好地休息，你会发现自己的记忆力在不断地减退，做事情也是忘东忘西的。

现代人在生活工作中承受着非常大的压力，情绪变化也对身体造成不良的影响。如果肝血不足、虚热内扰、血不养心，人就非常容易出现失眠的症状，同时还伴有不同程度的心悸盗汗、头晕目眩、咽干口燥等症状。有很多人被失眠症状所困扰，若同时出现以上几种症状，可以采取酸枣仁汤进行调理。

酸枣仁汤最早的记载就在东汉名医张仲景的《金匮要略》一书中。《金匮要略·血痹虚劳病》中记载："虚劳虚烦不得眠，酸枣仁汤主之。"历代中医在采用中医对失眠进行治疗时，非常注重辨证施治，诞生了很多能够有效治疗失眠的方剂，酸枣仁汤就是其中比较有代表性的一种。

张仲景在对酸枣仁汤进行论述的时候，提到了失眠症的起因为"虚劳虚烦不得眠"，说明酸枣仁汤能够有效治疗因虚劳而导致的失眠。在刚开始感觉自己有失眠症状时，酸枣仁汤非常有效。但是若是没有将失眠初期情况处理好，任由其发展下去所产生的重度失眠，酸枣仁汤的作用可能就不是很明显了。

虽然此汤名为酸枣仁汤，但是它并非只有酸枣仁这一味药材。具体来说，在制作过程中需要的原料有酸枣仁 20 克、知母 9 克、茯苓 10 克、川芎 6 克、甘草 6 克用适量水煎后。每日饮用一剂，早晚服用皆可。

酸枣仁也被称之为枣仁、酸枣核，能干安神益心，可以有效预防心肝血虚引起的失眠健忘，多梦易醒；茯苓可以宁心安神；知母起到滋阴清热；川芎可以有效地调气疏肝；甘草可清热和中，是中药当中治疗失眠的经典方剂。一般酸枣仁治子时病，服用时可以选择在晚上 10 点左右，一个疗程的时间为两周。

但是需要患者注意，中药治失眠的前提是在中医进行诊断后进行，以达到辨证施治、对症用药、药到病除的目的。另外，由于失眠的因素有很多，既有身体因素也有心理因素，所以在服用酸枣仁汤的同时，最好配合心理辅助治疗，才能从根本上治愈失眠症状。

为了缓解失眠，大家不妨也可以制作一道"枸杞子蛋花汤"。也是治疗失眠非常不错的选择。准备枸杞子 15 克、鸡蛋 2 枚、南枣 6 枚，将枸杞子与南枣缝入一个纱布口袋当中，放入锅中加入适量的水煮一个小时。去掉枸杞子和南枣，等汤汁二次沸腾之后将鸡蛋打入锅中，然后用文火煮上半小时即可服用。每天可以服用一次，应注意最好不应与葱、鱼用食。

这道汤的主要作用就是补血益气、健脾胃、益肝肾，对于由神经衰弱而引起的心悸、健忘等症有显著的改善作用。一般失眠者连吃 3 次就能收获意想不到的效果。

记忆力退化，请马上补肾

可能大家都曾有过这样的经历，有时候总想不起自己熟悉的人的名字，出门忘记带钥匙；有的时候甚至忘记中午吃的是什么。但是我们应该明确一点，记忆力减退首先就应该补充能量，最应该做的就是补肾。

随着年龄的增加，衰老对我们的记忆力造成了很大的影响。与几个比较要好的朋友一起聊天，常拿健忘或者脑筋不好的朋友开玩笑，说他得了"阿尔茨海默症"。每个人都对自己的智力非常在意，都希望自己有一个灵活的大脑。可是，随着情绪、生活节奏的变化，人的智力、记忆力等多方面都在随之减退，这也是人体衰老的一个重要表现之一。据不完全统计，在美国，阿尔茨海默症已经成为居民的第四大隐患，仅次于肿瘤、脑血管病、心血管病。美国65岁以上的老人中，每六人之中就有一个患有某种类型的阿尔茨海默症，前总统里根也曾长期遭受阿尔茨海默症的折磨。随着出生率的下降和人类寿命的延长，阿尔茨海默症已经成为各个国家不得不面对的问题，在年纪越来越大时，怎样益智、增智是我们每一个都必须重视的问题。

中医认为，人的智慧与肾的关系非常密切，有"肾主骨生髓""肾气通于脑"的观点。髓分为骨髓和脊髓。骨髓的作用就是为骨骼提供营养，而脊髓则与大脑相连接，给大脑提供营养。大脑主管人的精神意志，一切的智慧都与大脑的发育程度有关。脑和脊髓都是肾经滋养产生的，也就是说，肾精可以起到补充大脑营养的作用。肾精充足，则脑力强健、思维敏捷，肾精亏损则容易智力下降、记忆力减退。

有的人以前记忆力非常好，但是现在的记忆力减退越来越厉害，还有的人时常无法集中注意力，常常感觉非常的劳累，这实际上就是肾脏亏虚了。肾精不足，相应的脑髓也就不充足了，因此才会出现记忆力减退、智力活动下降的现象。如果任由这种情况持续发展下去，极有可能导致阿尔茨海默症。老年人患上阿尔茨海默症比较多，主要就是老年人的肾气亏虚了，肾"主骨生髓通脑"的功能减弱，脑髓不够，脑部所需营养得不到充足的供给，自然记忆力下降。

因此，养肾是我们保护记忆力、智力的关键，补肾强肾能够增长我们的智慧。所以，记忆力减退，健忘最佳的办法就是补肾。补充肾脏肾精的食疗法非常多，我就不一一列举了。

我给大家介绍一种非常简单的健肾补精的方法，帮助养肾补脑，有时间的朋友可以尝试一下。脚底按摩：对于双脚各处进行按摩，每只脚按摩10分钟，先右脚后左脚。坚持一个月的时间，相信就会有意想不到的效果。

办公室一族经常拍拍手，有效消除大脑疲劳

除大脑疲劳的方法。拍，是一种非常简单的健脑方法，能够有效地消除大脑疲劳。首先将双手举起来，将十指张开。两手相对，手掌与手掌相对，手指对着手指，用力拍击。这种动作非常像鼓掌。

对于很多脑力工作者而言，除了身体上面的疲劳以外，大脑也非常容易疲劳。尤其到了下午三点左右的时候，很多人都会感觉非常的疲劳、困倦、工作效率变低，还非常容易出现错误。还有的青年人会健忘，晚上失眠。如何解决这些问题呢？其实只要拍拍手就能缓解大脑疲劳。

从中医的角度来看，人身上共有 12 条正经，与手掌相连接的就有四

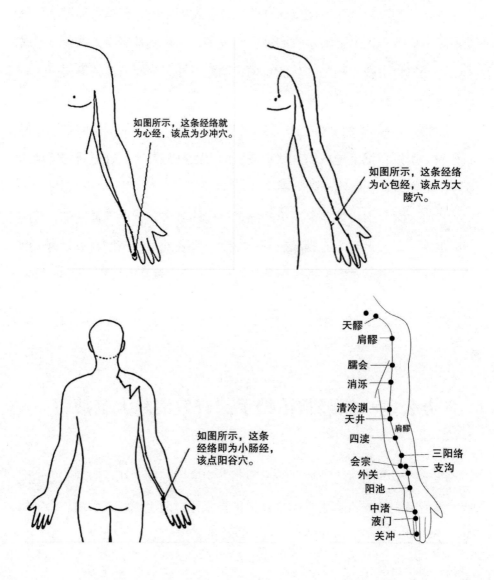

如图所示，这条经络就为心经，该点为少冲穴。

如图所示，这条经络为心包经，该点为大陵穴。

如图所示，这条经络即为小肠经，该点阳谷穴。

天髎	
肩髎	
臑会	
消泺	
清冷渊	
天井	肩髎
四渎	
会宗	三阳络
外关	支沟
阳池	
中渚	
液门	
关冲	

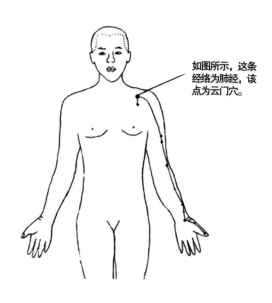

如图所示，这条经络为肺经，该点为云门穴。

条，分别是手少阴心经、手厥阴心包经、手太阳小肠经、手少阳三焦经、手太阴肺经和手阳明大肠经。经络是气运行的管道，连接着五脏六腑，如果经络堵塞，气运行不畅。人自然在白天昏昏沉沉的，记忆力不佳。拍手能够疏通周身的气血，其作用我们不可忽略。

另外，将手掌放在一起猛拍时发出"啪啪"的声音，这个声音能够从听觉神经向大脑传播，能够增强大脑活动能力。

乾隆皇帝寿命非常长，他写下了很多首诗，其中一首诗就写出了手与气血之间的关系："掌上旋日月，时光欲倒流，周身气血清，何年是白头。"从诗文的角度来看，这首诗并没有什么大的文学价值，但是诗之中却告诉了我们一个养生秘诀，即人的手掌之上包含着丰富的养生穴位，只要掌握了方法，可以保持青春。虽然诗作有夸张的成分，但是拍手对延缓大脑衰老的作用是非常正确的。

拍手的方法主要有以下两种：

1. 基本拍手法

也就是我们平常最显而易见的一种方法，手掌对手掌，手指对手指。一定要将十指分开，一开始力度不要过重，拍一会力度逐渐加重。

2. 拍"空心掌"

这种拍手法比较容易被接受：将手掌弓起，手指张开，然后轻缓的拍下去，令手指与手指、掌根同掌根相碰。不过，这种拍手方法接触的面积较小，效果相对而言会小很多，因此在练习时最好应该延长时间。

除了以上这两种基本的拍打方法以外，还有握拳对拍、掌背相拍、虎口相拍、掌心击虎口等拍法。

与拍打手掌作用相同还有十指相敲法，就是双手的十指相对，相互敲打。这种方法就是对手指上的井穴进行锻炼，既锻炼了手的灵活性，而且有助于肝气舒畅，而且可以缓解大脑疲劳。

没事踩踩石子路，给脑萎缩来一个急刹车

记得有一天，我经过河边的时候，看到很多人在河边来来回回地走着，我感到非常的好奇。走过去仔细一看，原来这些人并不是在进行普通的散步，而是踩在一些凹凸不平的鹅卵石路上。有的人信步慢走，有的人在上面蹦蹦跳跳，甚至有一些人在上面小跑……

正当我觉得很有意思的时候，一位"踩石"大姐朝我这个方向看了过来，朝我善意的微笑，我赶紧上前询问："大姐，踩石子多长时间了？""大

约快半年了，以前我的睡眠质量非常差，腿还经常疼，后来邻居告诉我，河边有这条石子路，专供大家进行锻炼的，按摩脚底，于是我习惯每天在上面走半个小时。后来晚上睡觉非常的香，小腿也不疼了。"大姐一边笑呵呵地回答，一边继续在石子路上活动。

听完大姐的话，我也脱了鞋子，加入了这一行人的健身行列。刚开始的时候，小石头非常硌脚，就这样重复两个来回，头上就渐渐有了汗珠，脚底也是阵阵发热。走上几圈后，那种惬意的感觉甚至要比足底按摩更舒服。

坚持进行踩石锻炼，对于延缓衰老很有帮助。根据中医理论，脚掌上的穴位共有 60 多个，光着脚踩石头，就如同对穴位进行针灸一样，能够起到按摩和治病健身的作用。现代医学研究表明，对脚底的刺激能够很好地增加末梢神经的敏感程度，调节自主神经和内分泌系统，可以缓解大脑的疲劳，增强记忆力，保持大脑思维的敏捷性；对脚底的刺激除了会反射性地引起局部动脉和静脉的扩张外，还能对大脑的中枢神经起到良性温和的刺激作用，促使大脑皮层进入抑制状态，从而有效地提高人的睡眠质量。另外，刺激脚底部，能够促进脚底表层浅静脉扩张。增强血液循环，从而将局部产生的代谢物迅速排出体外。

我有一次到温州出差，也见过一些公司的门口会有一段长长的鹅卵石道路，员工下班时可以赤足漫步。现在很多的社区和公园都有这样的鹅卵石路。甚至有人将游泳池的地面也做成鹅卵石的。俗话说"树大根茂，人壮脚健"，希望大家能够活动脚底，锻炼大脑。

与其他的养生方式进行比较，踩石子路是毫无害处的。对于扁平足的人来说，最好能穿上软底防滑的布鞋或者厚袜子，以免对足底过度刺激，一般情况下每次踩石不宜超过十五分钟。同时，如果有骨性关节炎、脚部扭伤、风湿受寒、慢性病恶化等，应待病情好转或康复再进行治疗。

早起梳头"拿五经"，增加脑部血流量

随着生活工作压力的加大，人体所有的器官都会出现衰老的症状，尤其是大脑，有一部分老人就会出现思维迟钝、记忆力下降等情况，甚至会患上阿尔茨海默症，但是也有一部分人却依然头脑清醒、思路清晰。

在我们的小区里有一个青年教师，年纪轻轻地就有很多的白头发，都是工作之后长出来的，后来不知怎么回事，渐渐地居然看不见他的白头发了。后来有机会我问这位老师的黑发秘诀的时候，这位老师开心地说："我可没什么秘诀，只是闲暇的时候用手指梳头。从前梳到后，每天都做。时间一长。我发现自己的头上居然长出了黑头发。说起来，这个方法我也是听大夫介绍的，当时很是怀疑，只是觉得方法不难，抱着尝试一下的态度去做。没想到，这么一梳，觉得头皮非常的舒服，晚上睡觉也非常香。"这位老师一直坚持这个方法，坚持了 10 年。不仅头发很少掉，而且更加乌黑亮丽。

大家在用手指头进行梳理的时候，首先清洗双手，并剪掉指甲，避免手上的细菌触摸头皮引发毛囊炎。可以直接用双手的五指，由前额梳至后脑勺。这样的梳理可以增强头部的血液循环，增加脑部血流量，对于防止脑部血管疾病有很大的帮助。

另外一种方法被称之为"拿五经"。首先将手指分开，分别放置于发际督脉、膀胱经、胆经的循行线上（中指位于头部正中的督脉线上，食指和无名指位于头部正中与额角之间内三分之一处的膀胱经线上，拇指与小指位于头部正中与额角之间外三分之一处的胆经线上）。

以五指的指尖发力，按揉时不要过多用力。到达穴位时会感觉非常的酸胀，然后持续按揉 20 秒。这种方法被称之为点按法。然后轻缓地放松指尖，五根手指再垂直向上移动半厘米的位置。再次用力点按，如此反复操作，自前发际一直点按至后头部颅底为一次。每天点按的次数不少于15 次。按揉的时候若感觉某个位置有疼痛感，可将揉法加到 60 秒，然后重复对各位置进行按摩。

这种方法为什么为何称之为"拿五经"？因为其重要手法都是以五指分别对人头部中间的督脉，旁边的胆经、膀胱经，左右相加，共五条静脉进行按揉。从中医的角度来看，头为"诸阳之首"，对人体起主宰作用，人体所有的阳经都会达及头部，所有阳经经别合入与之相表里的阴经之后都能进步头部之中，并且这五条经络都会在头顶百会穴进行交汇。其主要作用有气血运行、濡养全身、抗御外邪、沟通表里上下。而且头部之中有很多的穴位、十多种刺激区，我们经常对头部进行按摩可以畅通经络，加

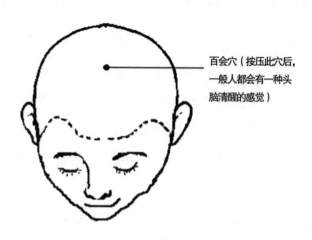

百会穴（按压此穴后，一般人都会有一种头脑清醒的感觉）

快血液循环，改善头部营养供给，从而有效的提神醒脑，既能保证白天旺盛的生命力，也可提高睡眠质量。

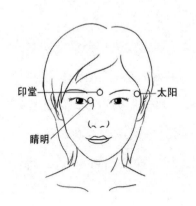

印堂
睛明
太阳

对于这个方法，大家感觉非常的简单，并且能够马上参与"梳头计划"。但是，想要达到预期效果，必须做到长期坚持，若是三天打鱼两天晒网，也是无用功。

我们还可以对头部进行敲打，也能起到提神、醒脑的作用。敲打头部的时候，可以用空手握拳从发际线处沿着头部的中线向后敲打，一直敲打到脑后的发际线，再绕到一侧耳尖处，经太阳穴继续向脑后敲打，不过这次要绕到另一侧的耳尖处。平时感觉头脑发沉的时候，不妨试一试这种方法。

中年"节能减排"，延迟衰老的良方

如果用一年四季代表我们的人生，那么中年就应该为秋季。在自然界，冬季即将到来之前，也会有一些自然现象出现，比如树叶凋落，气温开始下降。这个时候大家就应该注意防寒保暖，注意添加衣物。

人到中年以后，当感觉到怕冷、容易疲劳、睡眠时间短的情况的时候，就意味着生命的冬天就要来了。这时就要注意保暖、适当的加强锻炼、节制房事，以顺应身体变化。当人的肾气虚的时候就会表现出上述症状，所

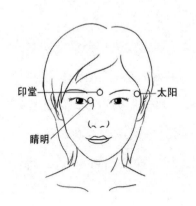

以要保养好身体，为自己的老年储存能量。

人随着肾气的逐渐旺盛而发育，直到成熟，然后又随着肾气的逐渐衰竭而走向死亡。《黄帝内经》上说人体衰老的原因是由于"肾气衰，精气亏"。书中认为"肾气有余，气脉常通"是长寿最重要的条件。当女人到了35岁，男人到了40岁左右的时候，人的肾气就会逐渐衰弱。比如，肾主骨生髓，所以随着肾气的衰弱，骨骼也会变得越来越脆弱，并且记忆力也会逐渐地下降……

肾气的衰老是一种自然现象，是人力不可逆转的，但是，我们可以通过加强锻炼、养精蓄锐的方式来延缓衰老。我们可以把肾比作是一个仓库，它里面储存着生命活动所需的基本物质，这些基本物质并不是取之不尽用之不竭的，而是时时刻刻都在消耗，当仓库里的物质消耗完了，我们的生命也就结束了。人到了中年以后，仓库里的东西已经用去了一半，如果懂得节制，省着点儿用，那么就会比那些肆意挥霍的人用得更长。这样一来，就可以保证身体的其他器官有充足的能量去工作，从而起到了延缓衰老的效果。

不管一个人年轻的时候有多放纵生活，到了中年以后，都应该好好固肾精、养肾气，懂得节制与保养。平时要保证充足的睡眠，减少房事；在饮食方面，要注意营养的摄取，可以多吃一些富含蛋白质、维生素和钙质的食物，比如各种肉类、蛋类、奶制品、海产品等，还要少吃甜食和动物脂肪；除了补充营养之外，还要进行适当的运动，增强体质。虽然中年是一个向衰老过渡的时期，但是只要保养得好，就可以把应该在40岁就出现的肾气衰弱现象推迟到50岁以后。

有的中年人由于肾气不足，会出现腰膝酸软、冷痛，头昏耳鸣，头发早白，记忆力减退等症状时，可以吃些核桃仁糖。具体做法是：准备核桃仁和黑芝麻各 250 克，红糖 500 克。先把黑芝麻和核桃仁炒香备用，然后把红糖溶化后煮沸，再用小火熬成黏稠状，然后向锅里加入核桃仁和黑芝麻，边加边搅拌。在瓷盘上涂上一层薄薄的食用油，将刚才搅拌好的原料一起倒入盘子中。等到晾凉以后用刀切成小块，然后放在瓶子里密封保存。每天早、晚各吃一次，一次吃 3 块。

需要注意的是，核桃温补肾阳的功效比较强，很适合肾阳虚弱的人食用。对于平常人来说，不适合多吃，食量把握在每天五六个就好。另外，核桃的火气大，含有较多的油脂，吃多了容易出现上火和恶心等症状。

第三章

思维能力：
让你的头脑永远年轻

男性养护大脑的宜忌

据有关部门统计，男性患上阿尔茨海默症状的比例要大于女性。因此，有关专家提示，男性保护大脑应该尽早，20到40岁是增强脑力最关键的时期。

据研究发现，虽然男性的大脑面积平均大于女性15%～20%，但脑细胞的死亡速度却是女性的2倍。尤其是男性大脑的左侧，脑细胞所损失的数量相当于右侧的2倍。而左脑大多与语言、推理等认知能力有关。尤其是随着年龄不断增加，到了45岁以后，男性因为各种不良嗜好、用脑过度、情绪和压力等因素影响，脑组织流失速度远高于女性。因此，男性应该更有意识的对大脑进行保护。通常认为，老年时的脑力处于什么样的状态，与中青年时代的保护有很大的关系。

七种影响大脑健康的不良状态：

1. 社交排斥的不良影响

经过科学研究发现，当人情感突遭变故的时候，如失恋、同事关系恶化甚至是离婚等，人体感知生理伤痛的大脑区域就会出现极大的反应，从而对大脑造成不良的影响。

2. 压力引起紧张

当人的情绪极为紧张，肾上腺就会分泌出一种皮质醇激素，大脑长期被这种带有毒副作用的激素浸润，从而加速了大脑的衰化。

3. 长期吃肉

进食过多，大脑中当中的生长因子就会增加，它们是引起动脉粥样硬化的一个诱因。如果长期饱食或是食用过量的肉类，就会降低脑血管的弹性，也就出现了早衰和智力下降的情况。

4. 容易生气

生气极容易造成脑细胞的老化。大脑功能减弱，大量的血液涌向大脑，给脑血管造成了很大的压力，这时血液当中的毒素是最多的，含氧量最少，对脑细胞而言相当于服毒，而愤怒时的时候大脑的思维出现混乱就是最好的证明。

5. 吸烟或酗酒

长期吸烟或喝酒会致使大脑供血不足，导致神经细胞病变，使脑组织变成"海绵状"，增加了患上阿尔茨海默症的概率。研究发现，当脑组织受到损伤时，人体对烟酒的需求量就会增加。

6. 长期睡眠不足

消除大脑疲劳的主要方法就是保证充足的睡眠。长期睡眠不足或是较差的睡眠质量，就会加速脑细胞的衰老速度，失眠与大量饮酒与睡眠不足对大脑的损伤是画等号的。

7. 经常性的腰酸背痛

腰酸背痛是很多人经常会出现的病症，通常不会有人将腰酸与脑损伤结合起来。但是经过研究发现，如果背痛持续一年的时间，脑灰质损失的量相当于一个正常人 20 年损失的量。

我们知道了这些损害大脑的行为，不妨学习一些养护大脑的方法，帮助我们从困境中走出来。

1. 早餐要吃好

脑细胞所消耗的氧气和能量可以占到人体整体消耗的 30%，一旦人体缺失养料，大脑的记忆力以及其他功能就会减退。早晨醒来后大脑最缺养料，因此，吃好早餐可以为大脑补充足够的营养，尤其是全麦、糙米等粗制的谷类主食，能够慢慢地提升血糖，有效地为大脑提供能量。

此外，用餐时应该仔细的咀嚼，当牙齿咀嚼硬物或咀嚼速度加快的时候，大脑中的血流量就会明显的增加，咀嚼食物超过 20 下，就能保证大脑的供血量，有效保持正常的思维活动。充分咀嚼还有助于分泌胆囊收缩素，这种荷尔蒙能够增强人的学习能力以及智力。

2. 音乐欣赏

声音会让大脑细胞更加活跃，脑电波 85% 的能量都是由音乐引起的。音乐可以改善人的思想感情，从而抑制焦躁，缓解压力。例如弹奏乐器能使大脑有节奏的控制大脑肌肉，这无疑是一种益脑锻炼法。

3. 朗读或聊天

专家认为，聊天非常有助于对脑神经细胞间的刺激联系、延缓大脑逐渐衰老、促进大脑思维，如同为大脑做"保健操"。

研究发现，当人们在朗读的时候，约有 70% 以上的神经细胞直接参加了大脑的思维活动，大脑活跃程度远超于默读。朗读能够促使大脑皮层的抑制和兴奋达到相对平衡，使血流量及神经功能的调节状态良好。

4. 冥想静坐

每天最好抽出 15 分钟的时间进行冥想静坐，能使大脑的血流量增加 25%，可以增加大脑的神经活动性。

5. 定期运动

根据美国一位科学家报道显示，经常结伴慢跑能够增强脑细胞之间的联系，促进脑细胞生长，帮助我们提高精神注意力。如每周进行定期散步，每次半小时，就能促进大脑的学习力、注意力和抽象推理能力；研究还发现，与直立和向前屈伸等姿势相比，向后屈伸的运动更有利于大脑神经的刺激。

自我暗示练习法

因为挫折而导致的精神压抑和痛苦是可以通过自我暗示的方法缓解的，这是一种在现代心理治疗、心理训练中广泛的运用的方法；它的特点在于自己通过言语或想象促使身心机能的变化，其方法较为简便，并且效果明显。

语言是人类独有的高级生理功能，是人们之间交流信息、表达情感的工具。通过语言能够抑制人们的心理以及活动，暗示现象在生活当中随处可见。比如，中国古代成语当中所描述的"望梅止渴""草木皆兵""杯弓蛇影"等，都是心理暗示的真实写照。

有人曾经做过这样一个实验：化学老师在大学教室中上课，声称要给同学做一次气味传播与嗅觉的实验。老师在讲台下打开了瓶子，将颜色鲜亮并无气味的溶液倒在棉布上，并做出极厌恶的样子离开了"恶臭"的讲台。很快，很多学生闻到了难闻的气味离开讲台，最后，最远一排的学生也闻到了气味，而与讲台最靠近的学生，有的因为臭味而离开座位。

心理暗示对于人的行为习惯有很大的作用。例如，医生对健康的人说：

"心脏可能有点小问题。"这人心中会有所波动，通过暗示作用，可能会导致气短、心慌等情况的发生，患上"心脏神经官能症"的概率也大大地增加了。

美国就曾发生这样一个故事，有一个电工在工作时碰到了一根不带电的电线，但他意识当中认为是带电的，就在这种心理暗示的情况下，他立刻死亡，并且死时情况与触电致死极像。这说明了心理暗示对生理功能的巨大影响。这种负面暗示都属于"否定式"暗示。若是生活中多一些"肯定式"暗示，可以有效增强我们的信心，调节精神状态，动员自身的能力补充身体的不足，并且达到其最终目的。如同在平常在镜子中观察到气色很好，于是心情马上就轻松起来，工作效率立马就上去了；炎夏季节会感觉极为口渴，自己去冥想喝过一碗酸梅汤，也能起到缓解口渴的作用。

运用自我暗示的方法缓解心中的抑郁苦恼，主要运用的暗示法就是语言暗示法。比如，当你发脾气的时候，尽量提醒自己"不要发怒"，"发怒就会出错"；抑郁时，提醒自己抑郁毫无优点，还是应该面对现实，尽快寻找解决的方法！焦急的时候，尽量警告自己"不要着急"；当内心之中有较大冲突的时候，尽量安慰自己"一切都会过去"，"已经度过了许多难关，这次也很快就会过去"，等等。遇到困难的时候，不妨应该先坐下来梳理一下头绪，看一看问题在哪里，切不可让苦恼盘踞在大脑当中。应该自我心理暗示："我能胜任！"或者"失败也不要紧，但是失败是成功之母！只要坚持下去，必然会成功！"不管遇到什么问题，要保持自信的精神状态，要坚信："别人可以做到的事情，我也必然可以！"

语言自我暗示法一般都是通过默念的方法进行，但是也可"自言自语"，甚至可以在没有人的地方喊出来以加强效果。并且可以将鼓励的话写在条幅上、日记本上或是贴在墙上，有助于自我精神鞭策。此外，暗示时间必须选对。自我暗示的时间应该选择在大脑精神兴奋点低的时间进行，如早晨刚刚睡醒、中午午休和晚上入睡之前自我暗示，效果是最好的。在大脑皮层兴奋性较高的时段，此时不能发挥良好的效果。如果想要达到自我暗示的最佳效果，就应该及时放松情绪，保持镇定，将杂念排出，在情绪转好的情况下进行。

1. 暗示过程中自我运用合理想象

这样的自我暗示要比努力暗示的效果更佳。比如，失眠让人感到极为苦恼，但往往你越想入睡，告诫自己慢慢放松，可是却越不能睡着。此时需将身体放松，想象自己在一个极为安静的环境之中，则更容易进入梦乡。

2. 自我暗示的内容必须恰当

暗示内容的选择，决定我们自我暗示内容的性质。我们应该选择积极向上的内容暗示。倘若杯弓蛇影，就影响我们自我暗示的活动能力。在普遍暗示的基础内容上，加上特殊内容的暗示，如"我能应对各种挫折"（普遍暗示），"生气就是侮辱自己的智慧，焦急是对自己无能的惩罚，对于解决事情毫无帮助"（特殊暗示），将二者有机结合起来，效果更佳。

3. 尽量避免紧张以达到"凝神"的效果

"凝神"是指一心无二用，仅关注目前的状态和活动的一种"不费力的注意"，这样做能将精神集中起来，使人心灵空静。在这种状态下，就能发挥自我暗示最佳的效果。

4. 要相信自我暗示的功用，并且反复进行练习

心中应该对自我暗示的内容有信心，绝对不能是那些自己毫无把握的事情。且需要对暗示事情在心中反复加强信念，不能总有退缩的心态。只有这样，才能让自我暗示的作用发挥到最大。

常常练习，提高你的想象力

想象的力量是无穷的，有时候甚至会超过意志的力量。采用想象的办法应对因挫折而引起的精神压力和不良情绪，效果非常的明显。通过形象的方法解除自己心情抑郁的方法有很多，这里介绍三种。

1. 视觉形象想象法

（1）就是紧张与松弛相互影响的一种想象法。闭上眼睛，注意身体要保持紧张一些；稍停，将你体会的某种痛苦的事情想象成某种东西，稍停。将松弛的事情想象成为另外一种东西，稍停。让这两种东西相互作用，消除自己的紧张情绪（例如将紧张的事情想象成为一块粗糙的冰块，将松弛的东西想象成为可以融化冰块的太阳）。

（2）在冥想之中排除紧张。闭眼，给某些紧张或痛苦赋予上某种色彩；稍停。对这种东西的颜色或形状进行改变；将第二种颜色或是形状从脑海中排出去。

（3）用颜色的变化象征着紧张事物的变化。闭眼，想象着身体有很多的灯，例如将红灯想象成紧张和痛苦，蓝灯代表着松弛；稍停。想象红灯逐渐变成蓝灯，或蓝变红，当发生变化的时候要察觉自己的身体变化；稍停。将全身的灯都变成蓝色的，放松全身，享受这种松弛感。

（4）为肌肉紧张赋予一个视觉想象。胃部紧张时可以这样想象：胃里好像有一个拳头紧攥；手臂感觉紧张就想象手臂被绳子扎住了。想象逐渐摆脱这种束缚感，或者想象自己的身体被微暖的毯子覆盖着；你的右腿，你的左腿……胃……胸部……手臂都被舒适的毯子盖着。

2. 指导性想象

找一个自己认为舒适的地方，轻轻地闭上眼睛，注意身体的感觉，轻缓的进行呼吸。（可以将自己的想象做成录音播放）

（1）"远离世俗"。轻缓地闭上眼，想象你从住所离开，远离烦琐的事情以及快节奏的生活；想象自己独自待在山谷之中，向清幽的大山走去；想象你到了山区，在蜿蜒的小路散步。在这条道路上你找到一个落脚休息的地方；发现了一块温暖的巨石可以休息；在这歇脚的地方你用一些时间缓解自己身体的紧张感；并且给紧张的事情赋予色彩以及形状，仔细地看看它们，然后就把他们丢在路上不管。继续向山顶的方向走去；环视一下山顶，你又看到了一处非常适合休息的地方。你轻轻地坐下，慢慢地放松。你会感觉身体已经完全放松了；体验自己逐渐放松的感觉（大约3~5分钟）；再一次向四周环顾，记住，这是一个完全能让你放松的地方，你可以随时到这里歇息。

（2）"积极追忆"。轻轻地闭上眼睛，回想自己睡醒的样子，想想自己刚刚起床的样子，用心感受。停一下。对自己说："让那些痛苦的事情烟消云散吧；让那个时刻流逝吧；都已经过去了，我现在不能改变。"用这种追忆的方法感受全天早、中、晚的经历，如果感到压力，对自己说："让他们完全消失吧！"

（3）"应付未知"。轻轻地闭上眼睛，想象自己在一片森林之中，四周黑暗，道路难以辨别，你迷路了；慢慢地体验是什么感觉？注意你的身体，身体那些部位感觉紧张，体验1分钟；在想象中寻找走出森林的方法；体验一下逐渐消失的紧张情感。当你找到摆脱这种困境的办法时，你身上紧张的感觉就会慢慢消失。体验一下所有的紧张全部离开你的身体；你是放松，你是舒适的，你是安全的。

3. 音乐想象

听音乐也是想象放松的方法。每个人对音乐的内在感受都是不同的。你要学会选择和缓安静的音乐。如果可能，可以制作一个时间约半小时的轻缓音乐。同一种音乐不断地重复，可以起到积极联想的作用，解除紧张。找一张非常舒适的椅子坐下，闭眼，在心中对身体各部位进行扫描。注意紧张的部分，痛的部位和松弛的部位。当你感知音乐的同时，同时注重自己内心的感受。每当无关紧要的思想进入大脑之后，注意它，将它丢掉。音乐结束时，在有意识地对身体进行扫描，比较一下此时的感受与听音乐之前有什么不同。

按摩拍打，快速消除办公室用脑疲劳

现代人的生活工作压力都非常大，会经常感觉身心疲惫。专家提出，产生疲劳的性质不同，缓解疲劳的方法也是不同的，如果只是躺下来睡大觉，不仅不能消除疲劳，还极可能让人更加的疲劳。专家解释说，脑力工作者由于长时间用脑，容易导致大脑中的血液以及氧气的不足，这种疲劳被称之为脑疲劳，常见表现为食欲不振、头昏脑涨、记忆力下降等。此时，消除疲劳最佳的方法并非是睡觉，而是适当的参加一些体育活动；如做做操、打打球、散散步等活动量小的运动，可以有效增加血液当中的含氧量，充足大脑当中的氧气量，疲劳感也就会随之消失。专家还特别提醒大家，活动的强度不宜过大，时间也不要过长，以免造成身体的疲劳。

专家表示，如果只是非常轻微的脑疲劳现象，完全没有必要过于紧张，应放松身心。合理用脑，最好是劳动与休息相结合，同时可以做一些适量的活动。下面给大家推荐一些简单的健脑方法：

1. 按摩术

（1）放松身体，闭眼静心。用右手的中指对眉心进行按摩，时间控制在 3 分钟左右为宜。

（2）放松全身，闭眼静心。用双手的中指同时对太阳穴进行按摩，时间控制在 3 分钟为宜。动作轻柔。

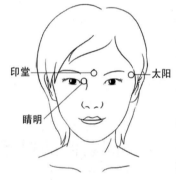

（3）放松全身，闭眼静心。用两只手的食指轻轻点揉双耳耳垂后凹陷处，次数控制在 20 次左右。如产生大量唾液，可以分 3 次咽下，能够滋润脏腑。

（4）放松全身，闭眼静心。用两手食指按揉后脑玉枕部位，时间控制在 3 分钟为宜。

2. 拍打术

一旦出现脑疲劳的症状，应该立刻让全身放松，可用双手五指轻轻地按揉头部。但需要注意的是按揉时力量不可过重，最好以无声为度。最好是用五根手指的指腹进行敲打而非掌心，拍打时间控制在 3 分钟左右，不宜过长。平日可以经常梳理、按摩头部。

3. 吐纳术

用鼻子轻轻地吸一口气，然后轻轻地将这口气呼出来，臆想将自己全身污浊的东西全部吐出来。以上为 1 次，可以反复进行 36 次。感觉到脑部非常疲劳的时候，就做几次深呼吸，时间控制在 4 分钟为宜。

此外，平日应该合理膳食，荤素搭配、粗细搭配。建议广泛食用不同种类的食物，包括薯类以及谷类、动物性食物、豆类及其制品等。大脑在代谢的过程中需要大量的蛋白更新自身，所以脑力劳动者应该保证自身蛋白摄入的充足，如鱼、牛奶和其他蛋白质食物等，以确保充沛的精力，提高思维能力。脑组织里的氨基酸又以谷氨酸为主，豆类、芝麻等食品当中都有丰富的这类氨基酸，平时可以根据用脑程度保护大脑。每周最好坚持散步 4 次，每次时间控制在 35 分钟左右，或者进行三、四次户外活动，坚持一段时间后，提高自身免疫力，抗疲劳的功能也会增强。

闭着眼睛单腿站，提高免疫力的小诀窍

去年冬天，我有一天外出遇见一个朋友，他跟我说一到了冬天，他的腿就冻得好像不是自己的一样，不听使唤。听他这么说，我想起了曾经看到的一个笑话。

有一个病人，腿总是使不上劲，于是就去找医生。医生摸了摸他的一条腿说："应该是着凉了吧？"病人说："是啊，这条腿已经 3 年没有热乎劲儿了。""3 年？"医生感觉很不可思议，"是啊，不信你看。"原来，病人这条腿是条假腿。

假腿当然不会有热气，但是现在很多人，特别是一些老年朋友一到了冬天就会腿部冰凉，腿凉会引起全身的体温下降，会在一定程度上打乱身体一些部位的生理机能。临床研究也发现，很多患有心脑血管疾病的人，他们常常会感觉到腿部发麻，甚至冰凉。

我们的双腿之所以变成"老寒腿"，与不良生活方式有着一定的关系，同时，也与体内的阴阳失去平衡有关。准确一点来说，是身体的各个脏器之间的协调与合作出现了问题。

在这里为大家介绍一个很简单的方法——单腿站立。这种姿势常见于我国的传统武术。在很多门派的武功里也对这个动作着各自的命名，比如太极拳中叫作"金鸡独立"，咏春拳桩步中叫作"独脚马"等。

这个动作练习起来很简单，只需要把两只眼睛微微闭起来，双手自然地放在身体的两侧，抬起一只脚，坚持几分钟。这个过程中最需要注意的就是不能把眼睛睁开。因为如果睁着眼睛，我们会不自觉地通过双眼以及看到的物体来调节自己的平衡，只有闭着眼睛，才可以通过大脑来调节身体的平衡。闭起眼睛来可以使意念更加的集中，从而把人体的气血引到脚部，可以很好地防治足寒症。不仅如此，经常这样练习还可以增强人体的抵抗力和免疫力。人的足部有很多的穴位，而且还有比较重要的 6 条经络通过，通过这种方式练习，对于虚弱的经络可以起到很好的锻炼作用，可以调节与经络相对应的脏器。

衰老是一种自然规律，任何人都不能违背。生命的生长、发育、衰老、疾病、死亡与脏腑的功能有着密切的关系。人在步入老年以后，脏腑的功能会出现衰退，阴阳也会失去平衡，慢慢地引发全身性的器官功能衰退。通过这种方式进行练习，不仅对脚有着很好的功效，对于全身的各个器官的协调以及功能的发挥都有着很有效的帮助。

被"老寒腿"困扰的朋友，在日常生活中要注意腿的保暖。有一个很简单的方法可以让腿很快地暖和起来，那就是用手给腿按摩。用双手抱住左侧大腿，使劲从大腿上部向下按摩，一直到脚踝处。然后换右腿，以同样的方式进行。这样每条腿都按摩 20 遍，可以很好地疏通腿脚的经络，加快血液循环。

第四章

常见病：
预防一种病，寿命增十年

吃点山楂、黑木耳，安全降血脂、降血压

每到春节，我就发现大街上救护车的数量明显增加，救护车的笛声让人非常的揪心。过年原本是一个合家欢乐的日子，但是由于现在人的应酬较多，比较容易暴饮暴食、烟酒无度，再加上此时气候非常的寒冷，容易导致血压升高为心脏增加负担。一些本身血脂高的老人若是没有在意，极容易造成心肌梗死。

那么，我们应该如何进行预防呢？

可能有不少人认为可以使用阿司匹林，它因为可以抵制血小板的凝固，但经常服用阿司匹林，极容易造成眼底出血、胃溃疡等。与药物进行比较，食疗方更加的方便安全。我个人比较青睐于食物疗法，对于受到高血压、高脂血症困扰的人，我建议他们平时可以多吃一些山楂或是黑木耳。

在我们生活中，山楂作为果品被应用最广泛的食物就是冰糖葫芦了，冰糖葫芦吃起来酸甜可口，不仅味道好，山楂还有一定的药用价值，在《本草纲目》中是这样记载的："化饮食，消肉积症，痰饮痞满吞酸，滞血痛胀"。

现代医学研究证明，山楂能够降低血清胆固醇，通过增加冠脉血流量、降血脂及心肌血流量，能够有效地防止冠心病、高血压及动脉粥样化等症。这与山楂消除积食、活血化瘀的作用是相符的。人们在治疗高血压和高脂

血症的时候，一般都是从活血化瘀上入手，而山楂颜色鲜红，入血可清淤散结。虽然它的效用不如某些药物作用大，但是性能较为平和，能够起到消脂开胃的作用，是一味良好的辅助药。

黑木耳在降低血脂方面起到一定的作用，凡是手发麻、血脂高、血行不利、头昏的人，都可以多吃一些黑木耳。食用的方法非常简便，每天吃15克左右，炒菜的时候可以往里面放一些泡软的黑木耳，也可以研粉或者以木耳煮汤服用。但是需要注意，黑木耳具有明显的溶血作用，用量不要过大，如果一次吃太多就容易造成血凝，所以血脂高和有血栓倾向的老人，最好掌握吃木耳的量。在吃之前，可以找医生进行咨询，了解其功效。

有些人认为，只吃黑木耳就可以起到降血压的作用，这样的方子是最简便的。但再好的方子，若是不能坚持服用，也是毫无用处的。《诗经》中记载："靡不有初，鲜克有终。"意思就是说，一件事情在开始阶段总是会有很多热衷的人，但很少有人善终，而效果都是由坚持到底的人获得的。冲劲十足、后继无力的人，不但很难获得成效，还极有可能造成"此物无用"的心理意识。所以，如果真想见效，就必须要学会坚持，吃上三个月、半年或一年之后，然后到医院进行检查。

吃木耳不仅可以起到降血脂，治血行不利引起的麻木、头昏等症的功效，它也有一些独特作用。比如，如果误吞金属，可以将30克黑木耳用温水泡好，与韭菜同炒后食用，这样可以用二者带下金属物；如果患有胃柿石症。也可以将木耳泡软，加入适量的蜂蜜，吃黑木耳喝蜂蜜水，坚持服用3天左右的时间，就能起到排除胃柿石的作用。

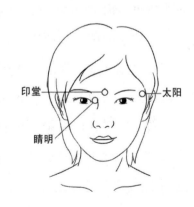

高血压的人平时还可以做一些保健操，帮助降血压。比如，可以用两只手的食指及中指抚摸额头，用手掌来揉太阳穴；然后将手指分开，从前额向后梳头。每次按揉 10 分钟，有清头目、平肝阳的作用。此外，还可以按揉脚的第一趾趾根处，在粗横纹的中间部位是高血压点，经常对这个穴位进行按摩就能起到降血压的作用。

冠心病——心脏突然罢工带来的危害

冠心病也被称之为冠状动脉性心脏病，主要是因为心脏的血管——冠状动脉发生了粥样硬化所致。这种粥样的斑块，不断地堆积在冠状动脉内膜上，时间一长，积累过多，使冠状动脉管腔严重狭窄甚至闭塞，如同自来水管或水壶嘴被长年逐渐堆积的水碱堵塞或变窄一样，以至于心肌血流量不断减小，供氧不足，致使心脏工作受到不同程度的影响，由此出现一系列的缺血症状，如憋气、胸闷、心绞痛、心肌梗死甚至猝死等。因此，冠心病也被称之为缺血性心脏病。

多种原因可引发心脏病，目前被公认的危险因素包括：高血压、糖尿病、高脂血症、肥胖、吸烟、某些微量元素如锌等缺乏。以上列举的危险因素，可以是单一的因素是单个存在的，也可以两种或两种以上复合存在。若存在两个或两个以上的危险因素复合起来，冠心病突发的概率就会增加很大，特别是高胆固醇血症、高血压和吸烟这三个独立的危险因素。

容易患上冠心病的人群

1. 体质因素：动脉粥样硬化极有可能发生在儿童时期。13～30 岁人群如发现患病因素应尽快进行治疗，以防止疾病的发生。经过调查发现，急性冠心病事件（包括急性心肌梗死、冠心病猝死及各种类型的冠心病死亡），女性发病概率要远低于男性，男性突发疾病年龄也要比女性要早，发病概率也随着年龄增加而增加，男女发病之相对危险性也会随着年龄的增加而降低。

2. 性格偏向：有争强斗胜性格的人容易患上冠心病（概率是其他性格的人的两倍），压抑受气的情绪和过度紧张的工作也会引发冠心病。

3. 生活方式因素：①吸烟是出现冠心病以及猝死的重要因素。②缺乏体力活动者也会引发冠心病发作。③饮酒过量也会引发心脏类疾病。

4. 有家族病史：①有家族病史的人容易患上冠心病（尤其在 55 岁前）。②有高血压、糖尿病、高脂血症家族史者，发病概率也较高。5. 以下人群较容易患上冠心病：高血压、糖尿病、肥胖症、高脂血症。

正确运动预防冠心病

运动可以为冠心病带来一定的好处，但是运动方式不当，也会给患者带来不少的危害。因此，冠心病病人在进行体育锻炼的时候，应该注意以下问题：

1. 运动前要避免情绪过于激动。情绪激动、精神紧张都会对心脏造成刺激，加上运动有诱发室颤的危险，因此，针对那些心绞痛发作在 3 天之内以及心肌梗死半年内的患者，都不适合过于激动的运动方式。

2. 运动之前不可过饱进食。因为进食后血液会进行重新分配，流至胃肠帮助消化食物，而心脏供血也就相对较少了，从而导致冠状动脉供血不足，继而引发心绞痛。

3. 运动是一个循序渐进的过程，应持之以恒，平时那些少运动的人，不能进行激烈运动。4. 运动的时候不要穿得过厚，以免影响散热，心脏跳动过快而导致心肌耗氧量增加。5. 运动之后不可马上洗浴，因为全身浸在热水中，会导致血管的快速扩张，血流量会减少。

6. 运动之后最好不要吸烟。有的人习惯将吸烟作为一种放松休息的方式，这是十分有害的。因为运动之后会出现一个运动后损期，吸烟易导致血中游离脂肪酸上升，尼古丁也增加了意外的概率。

患冠心病应注意饮食

一、不能随意进食的食物：

1. 蔬菜，如大蒜、洋葱、绿豆芽、金菜花、扁豆等。

2. 不同种类的谷类，尤其是粗粮。

3. 菌藻类，如海带、木耳、香菇、紫菜等。

4. 豆类制品。

5. 各种瓜类、水果及茶叶。

二、适合食用的食物

1. 鱼类，各种河鱼以及海鱼。

2. 瘦肉，包括瘦牛肉、猪肉和家禽肉（去皮）。

3. 奶类，包括去脂乳及其制品。

4. 植物油，包括玉米油、花生油、香油、豆油、鱼油、橄榄油。

5. 鸡蛋，包括蛋清、全蛋（每周两到三个）

三、尽量不吃或少食的食物

1. 动物脂肪，如黄油、牛油、鸡油、猪油、羊油等。

2. 软体动物及贝壳类动物。

3. 肥肉，包括牛、羊、猪等肥肉。

4. 巧克力、糖、烟、酒等。

5. 动物脑、内脏、骨髓，蛋黄、鱼子。

痛风——吃出来的"富贵病"

我的朋友王先生因为脚踝关节突然发红、肿胀，并伴随强烈的疼痛感到医院就诊，经医生诊断，他患上了痛风。痛风多会出现在体型肥胖的中老年男性以及产后绝经的妇女身上，并且伴随着经济的发展以及生活方式的改变，其患病率逐年上升。

1. 痛风最主要的表现就是红、肿、痛

痛风也被称之为"高尿酸血症"，是关节炎病的一种。痛风是指人体内的嘌呤物质的新陈代谢出现紊乱情况，尿酸之中合成数量增加或者是排出来量减少，也就导致了高尿酸血症，血尿酸浓度到一定程度的时候，尿酸就会以钠盐的结晶在关节、软骨和肾脏中，会导致组织性异物排异反应，即痛风。

临床表现为急性关节炎反复发作、高尿酸血症、慢性关节炎、痛风石形成和关节畸形，以及在病程后期出现肾尿酸结石和痛风性肾实质病变。痛风情况会在身体各个部位出现，发病时关节会感到剧烈疼痛，但是疼痛经过一段后，就会消除，如风一样来得快去得也快，所以叫"痛风"。急

性痛风部位常出现肿、红、热、剧烈疼痛，发作时间大多在子夜，很多人都是在梦中痛醒。

2. 高嘌呤饮食是主因

根据研究发现，引起痛风的主要原因有两个，一方面是指原发性的，是指基因缺陷导致自身尿酸分解下降；二是继发因素，这与患者食用高嘌呤的食物有关，即摄入了酒、过量的海鲜、大豆制品、动物内脏等富含嘌呤的食物，而在人体新陈代谢之中，身体未能将嘌呤进一步代谢成为能够经肾脏由尿液排出一类排泄物。血中尿酸浓度达到一定的程度，这些物质就会形成结晶体，积存于软组织中，如果是由于其他原因导致软组织如关节膜或肌腱里的尿酸结晶释出，也就会出现免疫系统遭到破坏导致的炎症。

同时，需要提醒大家，肾功能受损，导致尿酸排出身体的量减少，尿酸堆积也是痛风的重要原因；天气变化，也会引发痛风，由于天气变化，特别是天气骤然下降，导致溶解度下降，易析出结晶，进而引发痛风发作。

3. 减肥运动防痛风

痛风对于人体造成巨大的伤害，不仅会引发疼痛，还会引发高血压、糖尿病、肾机能障碍等并发症。医学家提醒大家，预防痛风的发生最佳的方式就是降低嘌呤饮食，建议大家减少海鲜、酒、动物内脏的摄入量，一旦摄入高嘌呤的食物后，必须增加饮水量，这样能够帮助身体将尿酸排出体外。

对于肥胖的人，需要降低自身脂肪，增加有氧运动，平时应该重视正常的健康体检。一旦痛风急性发作，就应该多喝水、注意饮食，特别是防寒保暖，并应该及时到医院进行诊治。

痛风病人在饮食方面要注意以下几点：

1. 应该及时控制总热量的摄入：而且要控制每天总热量的摄入，少吃碳水化合物。此外，应该减少蜂蜜、蔗糖的摄入，因为这些食物中果糖含量较高，会加速尿酸生成。蔬菜之中的嫩扁豆、青蚕豆、鲜豌豆都有较高的嘌呤量，食用也要适量。

2. 必须注意蛋白质的摄入量：多选用牛奶、奶酪、脱脂奶粉和蛋类，这里面嘌呤量较少；尽量少吃家禽、肉类，如果想吃，最好是煮汤喝。这是因为嘌呤容易溶于水，可以有效降低其含量。豆制品之中含有较丰富的蛋白质含量所以痛风患者不宜过多食用，例如：黄豆、豆腐、豆干等都是禁忌食物。

3. 限制嘌呤摄入：嘌呤就是细胞核之中的一种物质，只要有细胞的食物就有嘌呤，动物性食品之中这种食物是最多的。要避免或禁食动物内脏、虾蟹、海藻类、肉汤、食用菌类、沙丁鱼、豆类及啤酒等食物。

4. 多吃碱性食品：如水果（青梅、柠檬）、马铃薯等，可以降低血液以及尿酸中的酸度。西瓜和冬瓜不仅属于碱性食品，而且十分有利于痛风患者。发面面食放碱的粥类，因为其中碱性物质可以将身体中的酸性物质排出，保护肾脏，所以建议大家多食用一些。

5. 多喝水，保持尿路畅通：平时不妨多喝一些白开水、矿泉水、汽水和果汁等促进你尿酸排出体外，不适合喝浓茶。

6. 限制盐的摄入：每日食用盐量不可多于 5 克。

玉米须好帮手，治疗慢性肾病水肿

我们可能发现这样一个细节，到了一定的年纪脚居然会肿，其实，这是脚底的水肿，千万不要忽视。不少人是从脸上出现水肿，如果有好几天都是这样的，则最好到医院进行检查，因为很多肾脏部位的疾病都是由水肿开始的。生活不规律造成内脏器官功能减退，极容易出现肾脏问题。肾脏是从人体排出水分最重要的器官，假若肾脏真的存在问题，水分就会滞留在身体，从而引起体内的水肿。

对于因为肾脏疾病引起的水肿，服用玉米须汤可以说是一个非常不错的选择。实际上，大多数人没有将玉米须放在眼里，人们在收获玉米的时候，往往都是将须作为废弃物扔掉。但这些不起眼的玉米须却是一剂良药，能够降压、利胆、利尿、降糖、止血，特别是由于各种原因引起的水肿有特殊疗效。

取干玉米须 100 克，加水 1200 毫升，用文火煮大约半个小时，约得500 毫升汤，将杂质过滤，一日之内，可以分四次将汤喝完，坚持半年左右，水肿消退，尿蛋白减少或者完全消失。

也可以灵活制作玉米须饮料。比如，可以每天早晨将玉米须清洗干净后进行晾晒，晒后直接用热水冲泡就可以了。还可以往水中放几朵菊花，这样的玉米须饮品当中就有了一些菊花的清香了。

饮用时应该注意，饮水的量不要超过每天的尿液量。饮用玉米须茶的方法对于各种原因引起的水肿都有一定的消肿作用，尤其是对于肾性水肿、肝硬化腹水、晚期血吸虫腹水，以及由于营养不良造成的水肿效果极佳。而且可以用玉米须泡水代替茶水饮用。还能有助于高血压患者降压，能够很好地改善其体力。

不少细心的人会发现，不同的水肿所出现的规律是不同的。比如，如果是因为心脏病引起的右心衰竭，水肿最初期就在下肢的脚踝上，然后在全身蔓延；如果是因为肝硬化，下肢最先出现水肿症状，然后才会出现腹水，最后发展成全身水肿；肾脏病而引起的水肿，则一般从眼睑或者面部开始，随后向全身发展。老年人若是由于营养不良，出现贫血，引起低蛋白血症，极容易出现下肢水肿；前列腺肥大或前列腺炎等病，也有一部分老人的下肢会水肿。

但是，无论是什么原因引起的水肿，在症状凸显后应该及时到医院进行检查。以便对症治疗。我为大家推荐的玉米须食疗法，可以起到一定的辅助作用。

健脾，最好尝一尝甘草大枣汤

当女人心情不好的时候可以在朋友面前抱怨或者大声地哭出来。在哭的过程中，压抑的情绪得到了很好的发泄。但是男人就不一样了，"男儿有泪不轻弹"。所以，男人心里的委屈和郁闷一直藏在心窝里。男人年轻时的坚强和独立，在更年期的时候就会化作一种倔强，让人感觉到很"拧巴"。

有的男人会在公园里遛遛弯，看看湖水、吹吹风；有的男人练起了书法，在笔墨纸砚间寻找着快乐；也有的男人开始养花养鸟，逍遥自在。他们都各得其乐，以良好的兴趣爱好打发了时间，平稳地度过了更年期。但也有的男人，年轻的时候就狂放不羁，中年又很固执，到了更年期的时候就变得愈加倔强。

男人们应如何摆脱更年期症状？当不良的情绪憋成疾病，心情暴躁无法克制的时候，要怎么做呢？

当遇到这样的问题的时候，可以试试甘麦大枣汤。《金匮要略》说："妇人脏躁，喜悲伤，欲哭，像如神灵所作，数欠伸，甘麦大枣汤主之"。其实，甘麦大枣汤不仅可以治疗女人的脏躁，还很适合处于更年期的男人们。

甘麦大枣汤由甘草、小麦、大枣组成。也许有人会怀疑，这么普通的三样东西，真能起作用吗？千万不要小看这几味药，虽然它们都很常见，也并不怎么值钱，但是效用却非常的好。当然，只吃其中一味药的话并不会达到理想的效果，只有组合起来，才会发挥最大的功效，既可以安心养神，又能够补足脾气，对于更年期的男人的情绪稳定很有帮助。

甘麦大枣汤如何制作呢？

准备小麦 30 克，甘草 10 克，大枣 5 枚。先把小麦洗干净，漂去表层的浮沫，然后向锅里加入适量的清水一起煮这三味药。开小火煮，等到沸腾以后去掉渣就行了。喝完汤以后还可以把大枣吃掉。

需要注意的是，喝汤不应像喝药似的一天三次定时定量，而应该没事的时候就喝几口。另外，对于平时找不到小麦的人来说，可以用面粉代替小麦，一份汤加一匙就可以了。向面粉中加入凉开水，边加边搅拌，调成糊状，等甘草和大枣煎好后，再倒入面糊，一起搅拌均匀就行了。

大家在做甘麦大枣汤的时候，甘草的量要根据个人的情况酌量添加。比如，当感到烦热、手心发烫、口干舌燥的时候，可以多放些生甘草，在补虚的同时也可以清热；如果感到精神疲惫，浑身上下没有力气的时候，可以放炙甘草，有利于益气和中，温补脾胃。

四物汤养血，帮助职场丽人抗衰老

人们到了一定的年纪都比较重视心脑血管类疾病，对于贫血这种比较隐蔽的病症不够关注。要知道，贫血虽然看上去不太起眼，但是很有可能引发心血管疾病。这是由于患了贫血症之后，血液里的红细胞数量和血红蛋白的含量会明显减少，这就导致了红细胞携氧能力的下降，进而引发全身组织器官缺氧，导致心脏负担加重。另外，贫血还会导致心脏自身的供血能力下降，从而引起心脏缺氧。对于患有冠心病的人而言，贫血对他的身体的影响更大。不仅如此，贫血严重的话还可能导致大脑局部缺血，思维迟钝，进而引起阿尔茨海默症。

造成贫血的原因有很多，最常见的两个原因是慢性疾病和营养不良。在现在的生活中，由于营养不良而引起的贫血很普遍，要想改变这种情况，就要在我们的饮食上进行改善。平时不要挑食，要吃得有营养、多样化，尤其是应该多吃一些含铁元素和高蛋白的食物。比如牛奶、蛋类、鱼类、豆类等，对治疗贫血有很好的效果。通常来讲，蛋黄、鱼肉、动物肝脏等含铁较多，也容易被人体吸收利用，很适合缺铁性贫血患者食用。

有一位女士，由于手脚总是冰凉，就去看医生。回来后一直喝四物汤，经过一段时间的调理，面色好了很多，看上去也年轻了。从那以后，如果遇到与她情况相似的朋友，她就会推荐四物汤。

其实现代人患贫血症与气血虚弱有着很大的关系。调理身体的话可以从气、血两方面入手。四物汤很适合补血，在它的基础上可以加上四君子汤，这样的话就可以同时补气血了，效果很好。

这个方剂其实就是著名的八珍汤，在平时可以用它做成八珍鸡汤，吃鸡可以果腹，喝汤调理身体，食疗效果非常好。

八珍鸡汤的做法是：

一只清理干净的母鸡，人参、茯苓、白术、当归、熟地、白芍、川芎、甘草各 5 克，用干净的纱布包起来后塞到鸡腹里。将所有材料加调料后炖煮，熟后就可以食用了。

贫血属于中医学上的"虚劳""血虚""血证"范畴，由于精液亏损、脾胃失调等许多原因使骨髓生化乏源、髓海空虚、不能生血。《张氏医通》中记载："人之虚，非气即血，五脏六腑莫能外焉。而血之源头在乎肾，气之源头在乎脾。"总结起来，贫血是脾和肾虚弱导致的气血虚弱，所以治疗的时候最关键的一点在于补气益血。

八珍汤为什么可以补气益血呢？药剂里的党参和熟地相搭配可以益气活血。茯苓和白术可以健脾渗湿，帮助党参益气补脾。当归和白芍可以养血和营，帮助熟地补益阴血。佐以川芎活血行气，补而不滞。炙甘草益气和中，调和诸药。不仅如此，现代药理研究也证明，人参中的人参皂苷可以使正常或贫血动物的红细胞、白细胞、血红蛋白含量增加。当归和地黄具有促进骨髓造血功能的作用。

由于八珍汤的营养食疗价值这么丰富，所以您可以喝上几次八珍鸡汤，在增强体质的同时还可以补养气血，从而起到延缓衰老的效果。冬天是进补的最好时节，除了喝八珍鸡汤以外，还应该多做运动，通过锻炼身体起到补充气血的作用。

很多人都爱喝茶，喝茶以后觉得神清气爽。但是我并不提倡长期喝浓茶，因为茶叶中含有的大量鞣酸，会与铁结合，形成一种不溶性物质，影响人体对于铁的吸收，从而导致出现贫血症状。

对于缺铁性贫血，有一个很简单的食疗方法，那就是由红枣、红豆和花生衣三种食材构成的"三红汤"。熬制的时候，可取红枣 5 枚，红豆 50克，花生红衣适量，把它们一起放入锅中开大火熬成汤，然后食用，这道汤对一般性贫血或缺铁性贫血都有很好的辅助治疗的作用。

天然的红色食品都有助于补血的功效，三红汤中的红枣、红豆和花生衣都是红色食品中的代表，补血效果显著。

民间有句俗话："要想身体好，一天三个枣。"自古以来红枣就是民间推崇的补血佳品。从中医观点上来看，大枣补血安神、养胃健脾，可以使气血得到很好的补充与改善。如今人们经常用大枣煮粥或者炖鸡，在改善口感的同时起到了补血的效果。另外有研究发现，红枣中的多糖成分可以促进造血机能。

花生味甘性平，可以悦脾和胃、补血止血。花生极高的食疗价值与它含有的维生素K有关，特别是花生表皮的那一层红衣，功效更为显著。花生衣能很好地对抗纤维蛋白的溶解，进而加强骨髓的造血功能，很大程度的增加血小板的含量并且改善血小板的质量。所以花生衣既可以止血又可以补血。

红豆性平味甘，有消肿、利尿、健脾的作用。红豆的营养价值很高，含有多种维生素和微量元素，特别是铁和维生素 B 的含量很丰富。所以多吃些红豆可以起到补血的效果。不仅如此，从中医的角度来看，食物中的红色可以增加肾上腺素的分泌，加强血液循环。所以，常吃红豆可以改善头晕眼花和面色苍白等现象。

　　和药物相比，食疗的方法既安全有效，又美味可口。所以当患有贫血的时候，可以多吃一些这种食物。

第五章

心理疾病：
想得越多，老得越快

没事不要总叹气，越叹气，越衰老

生活中，无论是年轻人，还是老年人，都有着喜欢叹气的毛病。曾经有一位朋友与我交谈，我们交谈了半小时的时间，这期间，他一直在叹气，而且语气极为低沉，语速也不快，头默默地低着，不停地写写画画，只有在提问时礼貌性地抬起头。

我问他："最近有什么事情烦心呢？听你一直在叹气。"谁知他叹了口气说："唉，我已经习惯了……"

他说他总是感觉透不过气，然后就不自觉的深吸一口气，再叹出来，想让自己舒服一下，渐渐的，就习惯了。

我见他眉头上有一个很重的"川字纹"，脸上也有很深的法令纹，对他说："一旦叹气成为一种习惯，你就离衰老不远了。"

人们总是说："愁一愁，白了头。"中医当中就有一句话："忧则疾生。"烦闷忧愁的情绪对健康的危害极大，它是衰老的催化剂，一旦让忧愁烦心，必然造成身心极大的伤害。

从中医的角度来看，我的这位朋友是非常典型的气郁体质。气郁体质者经常会叹气，就是"善太息"，就是将心里的忧愁"叹气"全部叹出来。而且这类人大多体型偏瘦，常感到情绪低沉、闷闷不乐，还时常有两胁胀痛、健忘、失眠等症状，《红楼梦》当中的林黛玉就是典型的气郁体质。

中医认为，生命活动的维持需要气的推动。当气不能向外而在体内结聚。心情不畅通就会气郁，如果长期不得调理，就会造成血液循环不畅，引起痰湿、血瘀，很多疾病也就孕育而生。

随着社会的竞争越来越激烈，人的压力也就随之增加，导致诸多人精神紧张、心理压力过重，也就导致气郁的情况越来越严重。人喜欢叹气，是因为气机不畅，人就感觉胸闷，通过叹气的方式梳理气机。

以我个人的观点来看，假如您希望改善气郁体质，最关键的就是合理休息，并且懂得将心中的郁闷释放出来，选择些轻松点的有氧运动，多亲近大自然，改善自己的心情，心情就会变得开朗一些。

当我们心情抑郁、工作压力较大可以适当吃些逍遥散。逍遥散可以从血虚、肝郁、脾虚三个方面调节个人的情绪，药店里也有根据逍遥散制成的逍遥丸。

更新现代观念，不要多虑子女

"养儿防老"是中国人最为传统的观念，这也是不少人重男轻女的根本原因。而很多父母对于大部分子女的态度都是"捧在手里怕摔了，含在嘴里怕化了"。假如父母将自己做的事情作为要求孩子回报的筹码，那将是一种悲哀，因为如果将来子女没有按照自己的预想去发展，父母必然会受到严重的心理打击。

前不久电视上播放了一个电视剧，剧情是讲一位空巢老人，勤俭持家，他按照老伴的临终嘱托分配家里的财产。没想到，两个儿子为了争夺财产最后竟然将要瘫痪的老人丢到郊外。老人的二女儿因为以前重男轻女的思想而被送人，但二女儿心地善良，一心为老人着想，只是因为自己的经济条件不是很好，帮不上什么忙。

这个电视剧写出了很多社会矛盾，但在我看来，给我感触最深的是，两代人甚至三代人长时间地生活在一起。常常会爆发冲突。子女也是一个个体，其人生是不应该被父母横加干预的。佛家将欲望看成一切痛苦的根源，从某种程度上而言，"养儿防老"这种观念其实也是一种欲望。有个词叫"无欲则刚"，修身最重要的方面就是无欲无求。不要将感情过多依赖在儿女身上，老人的心情也就放松一些。本想养儿防老，可是思想上的包袱，让自己越来越衰老。

关汉卿在《窦娥冤》当中写了这样一句话："儿孙自有儿孙福，莫为儿孙作远忧。"这种观点是值得赞赏的，父母可以把对子女的关注，转移到放在关注自己的生活品质上。为自己选择时髦、舒适的衣服，让自己更有活力；早起买菜时，不要把它当成一个有负担的事情，而是一个享受阳光的过程；睡觉之前可以听一些轻缓的音乐，保持愉快的心情；参加一个适宜的工作，比如去秧歌队、跳舞团或者太极拳等；可以花点钱，可以买一些书籍增长知识，关心自己的身体健康；还可以买一些小动物来养，每天遛遛狗、逗逗鸟……老年生活不断地充实，很多的烦恼和忧虑就会远离你，身体也就更加的康健。

在众多的精神爱好中，我非常喜欢养花、养草。定期为花木剪剪枝、换换土、浇浇水，这本身就是一种天然养生操。而且这种活动对经济条件和居住空间并没有过多要求，一般家庭都是可以做到的。花草本身是没有思想的，又是一种很美好、恬静的生命，让人心中对美好的事物充满向往。

花草植物还可以净化空气，杀灭细菌，对于老人的身心康健非常有帮助。

生理上可以服老，心理上必须年轻

人一旦步入老年之后，总是会遇到"服老还是不服老"的问题，通常我们都会听到两种不同的观点：一种观点认为，人的年纪增加，精力减弱，毛病也越来越多，所以要服老，最好不要过量的运动，那些"老有所为""老骥伏枥"的提法也就不合适了。另一种观点则认为老人虽然已经从自己的工作岗位退下来，仍需发挥自身余热，大显身手，毕竟"姜还是老的辣"。

这两种提法都有不妥当的地方，正确的做法应该是在生理上要服老，心理上要年轻态。

有一位身体很好的中年人，今年快五十岁了，经常到公园参加体育活动，并夸耀自己的身体比谁都好。一起锻炼的一个小伙子便开玩笑地说："既然您的身体这么好，您可以和我比一比俯卧撑吗？"这位朋友当即应允。试想，一位快要退休的人，怎么能与正值壮年的青年相比呢？结果做了20多个俯卧撑的时候，他就非常吃力了，到30多个的时候就浑身是汗，但他不听别人的劝告，继续与小伙子比赛，结果在将近50个的时候，他便一下趴在地上，因心脏病突发而猝死。

由此可见，随着年龄的增长，必须要注意自身的身体情况，坚持和缓的运动方式，心淡如水，做运动绝对不能过量，否则极容易出现非常危险的后果。

当然，服老只是针对自己的身体，在心理上大家绝对不能有因年老而悲观的思想。我在上网的时候，看到有人这样形容老年人："思想僵化，观念老化，血管硬化，等着火化。"有的人不仅感觉身体衰老，而且心理上的衰老更加严重。古语云："哀莫大于心死"意思是说，最悲哀的事情莫过于心死。而所谓"心死"，则是指精神消沉到极点，如果老年人处于或接近这种状态，也会加快身体衰老的速度。

所以，为了生命健康，大家必须从"自己已经老了"的观念中走出来，做到生理上服老，心理上不服老。生理上服老需要承认不可抗击的衰老过程。不再像中青年那样，可以从事繁重的体力劳动。尽管身体开始出现衰老迹象，但是心理上要求保持年轻态，让自己有一个快乐的晚年。衰老，并不意味着面临生命的终止，更不是家庭的负担。怀着一个年轻的心态，我们就能延缓衰老，养生健身。

有一句名言说得好"百练不如一走"，对于我们而言，散步可以说是最佳锻炼方式。脚尖先着地，是很多人习惯的走路姿势，不过长时间的采用这种锻炼的方式，就会感到很累。我们在进行散步的过程中，可以脚后跟先着地，将自己的体重通过脚侧面移至小脚趾，然后再过渡到大脚趾。这种方式可以分解行走带给脊柱的伤害。另外散步时尽量闭嘴不言。高濂在《遵生八笺》中认为："凡步行时，不得与人语。欲语须驻足，否则令人失气"。也就是说，人在散步的过程中，想要与别人进行交谈，要停住脚步慢慢说。不然，说话的时候，气往外走，直接影响气血的运行。

莫要生气，小心气大伤身

中国人总是习惯于发怒当成是"生气"，其实"生气"是指中医方面的词汇。因为中医认为，人若是一发怒，身体内的气就会向上涌。

不光是人，很多动物都会生气。动物一生气就会打架，因此，生气的主要目的就是为打架做准备。动物通过"生气"的方式调整内分泌，以打斗的方式调节内分泌。这如同国家的紧张备战的状态，国家面临战争威胁时，就会立即进入 A 级备战状态，调用大量的资源为战争服务。若是没有受到战争的威胁，那些紧张投入的资源就白费了。动物生气也是如此，打斗之前，动物就会整合身体的全部资源，让身体机能进入战斗的预备状态，等到来自外在的威胁解除，这些临时征调的资源也就白费了，必须排出体外，或再把它们调回去。因此，生气就是损耗资源、能量的行为。

生气不仅会损害身体的气血能量，更是人体致病的重要原因。正由于生气对人体有很大的坏处，所以在抗衰老的过程中，白领们必须做到"不生气"。我曾经求教一些长寿老人，无论是男女，无论城市与农村，这些长寿老人都有一个共同点，就是具有良好的心态。不爱生气。在这里需要确切说明的是，不生气并不是让你生闷气，有气也憋在心中。这样做不但不利于健康，还会使身心饱受折磨。

生闷气的情况时常在夫妻间发生。通常情况是妻子喋喋不休，不停地翻旧账，发怨气，而丈夫绝大多数都是不回应，一语不发，"任你风吹雨打，我自闲庭信步"。这样看似男人胸襟宽广,其实无益于解决问题。不但如此,还可能对双方的身体造成巨大的伤害。

为什么这样说呢?从妻子这一方而言,妻子就如如同一个没有对手和自己打的拳击手。只能对着空气挥拳,心中的怒气显然不能发泄出来;而丈夫尽管看上去有那么点好男不跟女斗的大度和包容,实际上也是在挑战自身的极限。通俗一点说,对大多数男人而言,这并非是真正的大度与包容,而是忍气吞声,是一种没有办法的压抑行为。

因此,我再三强调千万不能自己生闷气,而是需要修养身心,开阔自己的心胸,可以有效地包容别人的过错,根本不产生生气的念头。生气是由于一个人的内因引起的,很多时候,再好的医生也没有让病人不生气的病,病人由自己的内心中慢慢地克服。必要的时候,我们可以通过改变生活方式的方法调节自己的心情。

实际上,生气其实就是用别人的错误给自己以惩罚,这也是人类最愚蠢的行为之一。

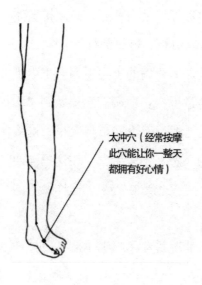

太冲穴(经常按摩此穴能让你一整天都拥有好心情)

在生气后,我们必须要想方设法将危害降低到最小。最简单的方法就是对脚背上的太冲穴(足背第一、二跖趾关节后方凹陷处)进行按摩。让向上升的肝气得到舒缓。此时这个穴位会非常的疼痛,必须进行反复的按摩,一直到这个穴位不感到疼痛。爱生气的人,平时可以多吃一些疏通肝气的食物,如山药、陈皮等,也能采用热水泡脚的方式,最好泡到肩背出汗。

装聋作哑，不给自己找麻烦

平时人们总会说，一个人若是时常伤心、生气、抑郁，身体就会因为情绪问题出现各种疾病。中医上讲"气滞则血瘀"，情绪所致的浊气和瘀血都会影响到气血的运行，进而会影响整体的健康状况。

每个人都希望保持健康的体魄，并能长寿。而长寿的秘诀就是平和的心态，远离不良情绪。怎么才能保持心态的平和呢？我们看看小王是如何做的。

小王结婚 5 年了，有一个漂亮的女儿。按理说，这个年龄正是受夹板气的年纪，婆媳之间难免有摩擦。可是，我每次碰见他的时候，总是看见他非常悠闲地与朋友打乒乓球、聊天、下棋。

有一次我问他："真羡慕你有一个和睦的家庭看来，从没看见你着急。"他笑着回答："操不操心主要是看自己，我有一个让自己不上火的诀窍——装聋作哑。"

如何装聋作哑呢？我感觉很是新鲜。

小王接着说："简而言之，就是无论遇到可管可不管的事情，我都说好。你看，婆媳之间的事情都是必须经过我的调节，两边我都说好，觉得挺高兴。但是也有的时候，就会听到婆媳说一些你长我短的事情，这时我就是当作没听见，爱说谁说谁。只要你让我吃饱饭，有时间锻炼、娱乐，剩下的我一概不管。"

这就是小王的处事方法——"装聋作哑"，不问是非。听小王所讲的一番话，我觉得非常有道理。但如小王而言，真正做到"装聋作哑"并非是一件容易的事情。因为人们，除了忙事业之外，很大部分的精力都会放在家庭上。夫妻之间的矛盾、兄弟之间的纠纷、亲友间的人情往来，甚至是食品的采购、家居的置换等大小事宜。总是担心自己的家庭出问题，或办不成事。其实自己费心做的事，家人可能并不会领情，而且如此"尽心尽责"确实会对身体造成很大的危害。既然大家在一起生活，对于那些没有必要管的事情，就放手吧。

为了家庭和睦，也是为了让自己长寿健康，小王的"装聋作哑"着实值得我们学习。平时，最好走出家门，找到自己的朋友圈，让自己的生活丰富多彩。当一个人懂得自得其乐，保持心里平和，自然就能长寿延年了。

阴虚、气郁的男人，更年期不可轻举妄动

有的男人到了更年期并没有什么特别的感觉，一切都像以往一样，很平淡地就度过了更年期。其实，更年期的症状的表现程度与个人的体质有很大的关系。通常来讲，阴虚或气郁体质的男人到了更年期以后情绪变化的会比较明显。

那么怎样区分阴虚体质和气郁体质呢？阴虚体质的患者，形成的主要原因是津液精血等阴液缺乏。如果是身体内的阴液不足，如同缺乏雨水滋润的植物。如果日常经常出现失眠多梦、口渴、头昏眼花、爱出虚汗，经

常心烦气躁，那极可能是阴虚体质。假如我们自身的情绪不稳定，总是觉得情感低落，时常自己叹气，那么很有可能是气郁体质。

如果是青壮年时期，如果有阴虚或者气郁的倾向，那么人过中年之后，更年期的表现就会比较明显。

男人们如果要想平稳地度过更年期，就得在更年期到来之前保养好自己的身体，积极预防。在这里给大家一些我的个人建议：

阴虚体质的男人不要多吃温燥的食物。像葱、姜、蒜、花椒、茴香、辣椒、韭菜、虾、桂圆、核桃、荔枝、桂皮、樱桃、羊肉、狗肉等；可以多吃些酸甘的食物，如石榴、黄瓜、菠菜、葡萄、枸杞子、枇杷、桑葚、柠檬、柑橘、甘蔗、丝瓜、香蕉、罗汉果、苦瓜、苹果、银耳、燕窝、黑芝麻等。在夏天的时候可以榨点新鲜莲藕汁喝，补脾胃效果很好。

对于常常感到郁闷，经常唉声叹气的气郁体质者，平时可以多吃金橘、白萝卜、山楂等食物，可以改善心情。这里为大家介绍一个治疗郁闷的偏方，大家在吃橘子的时候，把橘皮留下，晒干后就是一味很好的中药——陈皮，可以治疗气郁。把陈皮和两倍量的生姜一起泡着喝，就成了非常不错的一个药方——清气姜橘饮。很多人都觉得这个药方不错，只要一天一杯，就可以解除内心的郁闷。除此之外，还可以泡点玫瑰茶，也能够舒缓内心的郁闷情绪。

阴虚体质的男人可以喝点虫草老鸭汤，但是由于虫草太贵，所以平时只吃鸭子也可以。但是对于鸭子有一句话需要记住"嫩鸭湿毒，老鸭滋阴"。所以在吃的时候一定要挑选老鸭肉。

虫草老鸭汤（介绍具体做法）

主料：鸭 1000 克。

辅料：干枣 6 克、冬虫夏草 9 克。

调料：姜 5 克、大葱 5 克、料酒 5 克、盐 3 克。

制作步骤：

1. 将宰杀的鸭子清洗干净，控干水分；

2. 红枣洗净去核；

3. 姜切片，葱切段；

4. 将葱、姜、虫草等原材料放入鸭腹中，用牙签封口；

5. 将老鸭放入小锅之中，加入适量盐、清水、料酒；

6. 然后将小锅放入倒好水的大锅中，隔水以文火炖 1 个小时。

功能主治：喘咳短气、肺肾两虚，气阴不足，免疫能力下降；润燥止咳、滋阴润燥。

第六章

养生穴：动动手指，有效抗衰老

命门穴——接续督脉气血：补肾壮阳，提升阳气

一提到命门，谁都会生出一种敬畏的心理。命门，其主要意思就是生命之门。武侠小说中，命门这一词汇出现的概率很高，它通常都是武林高手对决前要保护好的位置。究竟什么是命门呢？古代的医学家将命门比喻成走马灯的动力源（走马灯中点燃的蜡烛）——火，认为命门火就是人体阳气的源泉。命门火旺，身体健康；命门火衰，则多病体弱。命门对男子所藏生殖之精和女子胞宫的生殖功能都有非常重要的影响。对于各个脏腑中起到激发、温煦和推动作用，对食物的吸收、消化与运输，以及水液代谢等都具有一定的促进作用。

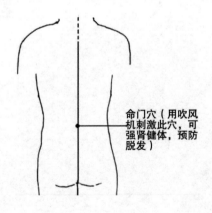

命门穴（用吹风机刺激此穴，可强肾健体，预防脱发）

这样一来，命门穴也是人体的长寿要穴，它的功能包括肾阴和肾阳两

个方面。从临床看，命门火衰的病与肾阳不足多属一致，所以，补命门火的药物又能起到补肾阳的作用。在找这个穴位的时候，大多数都是选择侧卧的姿势，命门穴位于人体的腰部，当后正中线上，第二腰椎棘突下凹陷处，与肚脐相平的区域。指压时，会感觉非常强烈的压痛感。

命门穴的保健方法主要有两种：

1. 按摩命门穴

按摩这个穴位的时候，最好把衣服换成宽松一些的。先用掌心相对，搓热后重叠反剪放在后背命门穴上。然后上下按摩即可。如果这种按摩的方法过于单调，也可以旋转着上下、左右按摩，一同按摩的可以敲背打节拍，直到此处有温热的感觉。

这种按摩的方法随手即可进行，尽管非常简单方便，但是功效是非常明显的。这样做的目的就是让命门穴发热，让身体补充足够的阳气。

通过命门补充阳气，如同打开窗户让温煦的阳光照射进来。为了增强按摩效果，大家可以将搓热的手捂住两肾，意念守住命门穴约 10 分钟。

2. 艾灸命门穴

对命门穴进行艾灸效果非常的好，可以将艾条点燃，在命门穴上方 2～3 厘米的地方开始艾灸，距离以使局部感觉的温热即可，不可过于灼热。每次灸上几分钟，直到局部皮肤略有红晕即可，隔天灸一次。这种方法非常适合于日常保健，也适用于女性手脚冰凉、老年人关节怕冷、男性尿频尿急等多种肾阳虚症状。

关元穴——固护元气的命定要穴：
培元固本，补益下焦

在宋代的时候，一位叫作窦材的中医，假托扁鹊之名写了本《扁鹊心书》，书中记录这样一个故事：

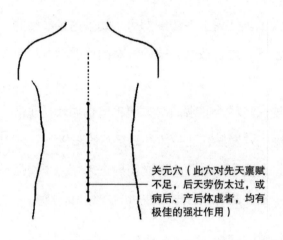

关元穴（此穴对先天禀赋不足，后天劳伤太过，或病后、产后体虚者，均有极佳的强壮作用）

在南宋年间，有一个名叫王超的军人退役之后成为江洋大盗，屡屡犯案，官府却总不能找到他。结果，他直到90岁的时候还依然没被抓到，并且精神矍铄，不显老状。后来有一天，官府设计将其捉住，并被判了死刑。临刑前，监斩官非常奇怪王超已经这样大的年纪。身体还如此健康，就向其询问养生秘方。王超就将自己年轻的时候师傅传给他的方法供述，称为"黄白住世之法"。就是每到夏秋之季，用艾火烧灼小腹部部位1000炷。这样持久地坚持下去，脐下就会感觉如同有一团火样的温暖，身体就一直保持冬不怕冷，夏不畏热的状态。监斩官并不相信王超的话，但将王超处死后命人将其腹部剖开，果然找到一块非肉非骨的东西，凝然如石，这就是长期艾灸所致，是元气汇聚、凝练而成之物。

故事当中王超艾灸的位置就是关元穴。中医认为，人活着就是靠着这口气——元气。没有了元气，人也就终止了生命。小孩子生下来的时候小手都是攥着的，叫作握固，固的就是元气；人死后双手是摊开的，元气涣散，叫作撒手归西。关元穴就是守住我们的元气，不让元气外泄的一个穴位，也是我们抗衰老的重要穴位。

关元穴在腹部的正中线上，肚脐下 10 厘米，将大拇指之外的四指并拢，以中指的中间关节为准，这个宽度约 10 厘米。以它为准，四指下面的位置就是关元穴。大家在进行养生保健的时候。通常采用的方法就是按摩与艾灸，现在我们就详细介绍一些按摩艾灸关元穴时的注意事项。

1. 艾灸关元穴

建议大家采用这种艾灸的方法，点燃艾条的一端后，对准腹部的关元穴，距离皮肤 2～3 厘米即可。你会发现，不超过两分钟皮肤就会感觉发烫、发热的感觉，如果这样持续下去，就会烫伤皮肤。这时候大家就要变通一下，艾条不能一直对着关元穴不移动。

怎么办呢？向大家介绍两种艾灸的方法：雀啄灸和回旋灸。雀啄灸是将艾条点燃后，对准关元穴以后远近移动灸，就像麻雀啄食一样；回旋灸是将艾条点燃后，在关元穴的上方左右两侧来回移动，或者是反复画圈一样的灸。

艾灸时间并没有限制时间，慢性病史较长、体质虚弱的人，每次艾灸的时候时间可以稍长一些，时间不可超过燃烧的一半。艾灸关元穴的最佳时机是从秋分到春分这一段时间。一般温灸 15 分钟左右就能感觉到皮肤的温热感，而且这种温热感还会向全身进行扩散，直到全身都感觉暖洋洋的。

2. 按摩关元穴

有些人平时上班非常的忙，没有时间艾灸。不要着急，对于关元穴的按摩同样可以起到补益先天元气的作用，从而有效的抗击衰老。

首先，双手掌心相对，相互摩擦后掌心生热。掌心处的劳宫穴是心包经上的穴位，因此搓热掌心就能很好地刺激心脏。然后，将搓热后的掌心对穴位进行温热的刺激，最后顺时针按摩关元穴。

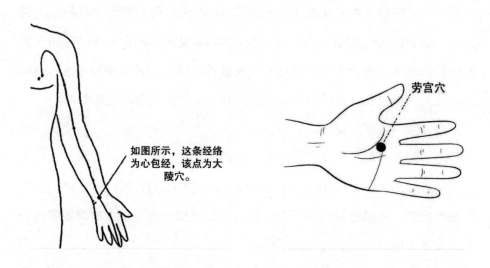

如图所示，这条经络为心包经，该点为大陵穴。

劳宫穴

　　按摩的时候动作尽量缓慢一些，力量轻一些有补益作用，大约按摩 5 分钟左右，局部就会出现温热感。

　　关元穴所在的位置被称之为"阴脉之海"，所以灸关元可以起到补充人体阴气的作用。很多中年女性，容易出现皮肤干燥、口干舌燥、月经量少、烦躁易怒等问题，这时可以采用艾灸关元穴的方法，滋一身之阴，从根本上延缓衰老。

　　艾灸关元穴可隔日灸一次，20 次为一个疗程，建议女性过了 35 岁之后都灸一下关元穴。

足三里——人体第一长寿穴：
调节免疫力，增强抗病能力

从古至今，医家都非常重视足三里的保健作用，民谚也有"肚腹三里
留"的说法。几年前我曾参加过一个座谈会，让我对按摩足三里的作用有
了更深入的了解。当时在座谈会上，有几位90多岁的长寿老人谈及自己
养生的经验。其中有一位风度儒雅的老人说："我这人身子懒，不像前面
那位老兄喜欢锻炼身体；嘴馋，也不像那位老兄那样可以管住自己的嘴。
年轻时我的脾气非常大，争强好斗。为什么90多身体还这样的好呢？我
感觉这与我爷爷的教导是分不开的。爷爷是有名
的老中医，当时他曾对我说，常打足三里，胜吃
老母鸡。开始我并不以为然，但在爷爷的.逼
迫.下，每天都会对足三里进行掐按。爷爷有时
候还对这个穴位进行按摩，一年后，我就感受了
其中的奥妙了，之前吃啥都没滋味，后来有了一
个大肚腩，身体也长高了。同时，着急上火的毛
病也就没有了。就这样，我就坚持按摩刺激足三
里，直到现在。"

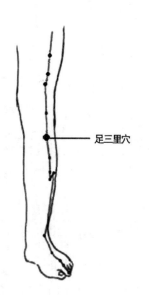

足三里穴

我对这位老人的养生之法表示赞同，足三里
也是胃经的要穴。我们知道，胃是人体的一个"给
养仓库"。胃里的食物得以消化、分解、被吸收，人体的脏腑器官得到濡
养，人才能身体健康，精力充沛。所以，胃部消化情况的好坏，对于我们
身体质量起到决定作用，足三里穴则能担此重任。

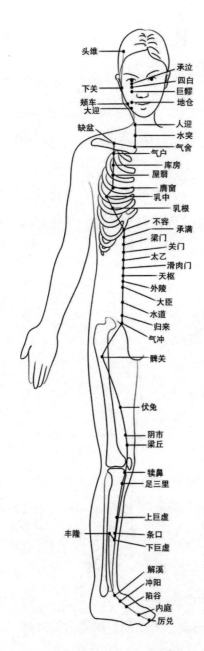

头维
承泣
四白
下关
巨髎
颊车
地仓
大迎
人迎
缺盆
水突
气舍
气户
库房
屋翳
膺窗
乳中
乳根
不容
承满
梁门
关门
太乙
滑肉门
天枢
外陵
大巨
水道
归来
气冲
髀关
伏兔
阴市
梁丘
犊鼻
足三里
上巨虚
条口
丰隆
下巨虚
解溪
冲阳
陷谷
内庭
厉兑

医务人员为了证实足三里对人体的重要性曾经做过一个实验：每天都对病人的足三里进行刺激。连续刺激一周，他的血液蛋白含量增高。白细胞吞噬能量非常强，免疫力也就提高了。

这也就是中医常讲的"常打足三里，胜吃老母鸡"。因此，足三里可谓是抗击衰老的第一要穴。

足三里穴处于外膝眼下 10 厘米，距胫骨前嵴一横指，在取穴的时候，屈膝由外膝眼向下量四横指，在腓骨与胫骨之间，由胫骨旁量一横指，该处即是。刺激足三里穴时可以采用下面的 3 种方法。

1. 拇指按揉足三里

平常进行按摩的时候，可以直接将拇指面作为着力点直接作用于足三里穴上，垂直用力，向下按压并揉之，剩下的四指可握拳也可舒展，起到支撑的作用。刺激的时候会感觉酸、麻、胀、痛和走窜等感觉，持续按揉几分钟，再渐渐放松，然后反复进行按揉操作即可。

当然，如果觉得自己身体不舒服，采用足三里的按摩方法就要调整一下。足三里也称作"足三理"。也就是理上、理中、理下。胃处于胃上部，因此胃胀、胃脘痛的时候，需要从足三里的上方用力；腹部正中感觉到不舒服，可以向内按揉；小腹上的病痛，自然就要按住足三里向下方用力。有痛经旧病的患者可以采用这个方法缓解疼痛。

2. 捶打足三里

手握空拳，拳眼向下，垂直捶打足三里穴。进行捶打的时候，也会感觉到酸、麻、胀、痛和走窜等感觉，反复操作几次就可以了。

3. 艾灸足三里

艾灸足三里是足三里保健最为常用的方法，每次灸15～20分钟，艾灸的时候艾灸燃烧点距皮肤2厘米。灸到局部的皮肤发红，可以稍微沿足三里穴上下移动，注意不可将皮肤烧伤。

总之，无论采用哪种艾灸的方法，一定要每天坚持，并且严格按照要求去做。每天花上几分钟就能保证身体的康健，非常值得。

经常熬夜的人，最应该坚持艾灸足三里。因为熬夜聚湿损害阳气，湿气最常聚集在脾胃上，足三里可以很好地祛除脾胃湿气。

神阙穴——生命从这里开始：温阳救逆，利水固脱

神阙穴就是我们肚脐眼的位置。我们都知道脐带是胎儿从母体中获取营养的唯一通道，婴儿诞生之后，这条通道就会被关闭，而刺激神阙穴就是将这条通道重新打开，只不过，这时我们虽然不能重新吸收营养，而是从生命的源头上激发自身的能量，它的作用在于激发人体的元神和元气。

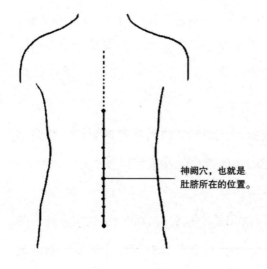

神阙穴，也就是肚脐所在的位置。

元神和元气可以说是先天之气，它所蕴含的能量是非常巨大的，不然没有办法促成生命的发育。元神和元气一直伴随着生命的终结，而很多的疾病都是因为身体元气的衰弱，如精神不振、肠胃功能衰退、男女性功能不调等，这些病都是慢性的，甚至伴随人的一生，但只要重新激活元神和元气。我们就能提高抗病能力，免疫力提升，而且加快各种疾病的痊愈速度。要激发元神和元气，就要他们所处的位置去寻找，这个地方就是神阙。神阙穴是一个长生益寿的穴位。

1. 隔盐灸——助阳补肾

古人非常重视神阙穴的保健养生功效，名医陈良甫说："旧传有人年老而颜如童子者，盖每岁以鼠粪灸脐中的神阙穴一壮故也。予尝患久溏利，一夕灸三七壮，则次日不如厕。足见经言主泻痢不止之验也，又予年逾壮，觉左手足无力。偶灸此而愈。"这段话的主要意思是，灸神阙穴可以延缓衰老，治疗慢性腹泻，还能缓解四肢无力。

现在我给大家介绍一种益肾补阳的方法：隔盐灸。它就是针对肾阳不足的"五更泻"有特殊功效。灸肚脐眼时，首先用盐粒盖满肚脐眼，然后将艾柱放在盐上灸。对于隔盐灸的时间，古代上讲的是艾灸 300 炷。其实大家艾灸的时间控制在 20 分钟左右就可以了，每日一次，连灸 10 次就可以了。如果是用艾条的话。每次灸半根就可以了，每日 2 次，隔日一灸，灸 10 次为一个疗程。

中医讲，咸味能够入肾，在肚脐眼里填满盐粒后再灸，可以促使咸味进入身体，引导艾灸的力量到达肾，这样就能够起到益肾补阳的作用。除了隔盐灸。还可以将各种中药制成药饼灸，也能放一片姜放在上面灸。

2. 按摩腹部——心肾相交，让你轻松入睡

每次吃完饭后只有时间空闲，我都有按摩腹部的习惯，这样有利于消化，还能提高睡眠质量。说起按摩腹部这种方法，真可谓历史久远。两晋时期著名的养生家陶弘景就有过这样的论述，他说人在吃饭后稍事休息，就能外出散散步，然后手上沾些滑石粉在腹部进行按摩，这样不仅能够预防消化性疾病，还可达到益寿延年的作用。

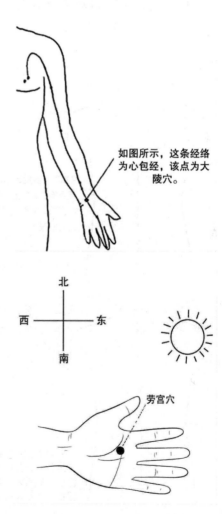

如图所示，这条经络为心包经，该点为大陵穴。

北
西——东
南

劳宫穴

如何按摩腹部呢？现在我给大家介绍一种常见的方法。按摩前应先将双手搓热，然后迅速在肚脐周围小范围地摩擦，一只手按摩劳累可以换另外一只手。按摩一段时间，大家就会感觉到肚脐处有发热感，并且向四周散开去，这时就能停止按摩了。很多的人都不能分清楚摩腹和揉腹，其实这两种办法有很大的区别，摩就是对腹部进行按摩，而揉是向内发力。知道它们的不同，有利于大家更好地见到疗效。

上面我们提到了按摩的两种功效：促消化、助睡眠。促消化极容易理解，可摩腹为何治疗失眠呢？实际上，我们在摩腹的时候，手心的劳宫穴对着神阙穴，劳宫穴是心包经上的经穴，而肚脐就是先天精气汇聚的地方，肾为先天之本，故必通于肾气。掌心的温热作用于肚脐，可以使心神交通，可以健脑安神，有效地提高睡眠质量。

3. 揉腹——同补先天和后天

揉腹时，可以将双手叠放在一起并放在肚脐之上。稍微用力向下按，然后按照顺时针进行按摩，比摩腹时转动的速度要慢一些，先是小圈摩动，然后逐渐扩大按的范围，揉腹最好持续 5 分钟的时间。

揉腹时关键点就是掌握按摩的范围，如果将其具体化，就是上至中脘穴，下至关元穴。这个范围是如何确定的呢？

中医上将肚脐以上定为中焦，居脾胃；肚脐以下为下焦，居肝肾。脾胃为气血化生之源，供应着人体后天的营养，被称为后天之本，肝肾则合称为先天之本。中脘穴和关元穴，一个是呵护后天之本的要穴，一个是滋养先天之气的重要大穴。肚脐在二者的中

中脘穴（当食欲不振时，可用筷子头反复刺激此穴5次，胃部就会感觉较为舒服）

关元穴（此穴对先天禀赋不足，后天劳伤太过，或病后、产后体虚者，均有极佳的强壮作用）

间，揉腹的时候，就是穿越了先天与后天的分界线，又刺激到了先天后天的代表穴，就能起到滋补先天后天的作用。

灸神阙穴虽然有很好的补肾益阳的作用，但是，需要控制在一定的时间段。在《类经图翼》中就提到了隔盐灸的方法，书中认为秋、冬、春三季都能采用这种方法，但最好不能在夏天食用，原因是"人之神夏月在脐，故不能灸"，意思是，根据中医五行的理论，夏天属火，而艾灸也是属火的，夏日艾灸容易导致上火。

涌泉穴——给你源源不断的生命力：散热生气

涌泉穴，是人体脚底的一个重要穴位，在脚部的凹陷处 2、3 个脚趾头缝的头端与足跟连成一条直线的三分之一处，为全身俞穴的最下部，同时也是肾经的首穴。

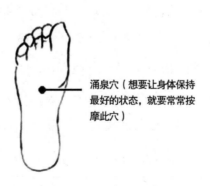

涌泉穴（想要让身体保持最好的状态，就要常常按摩此穴）

在我国古老一书《黄帝内经》中说："肾出于涌泉，涌泉者足心也。"其主要意思是：肾经的气血如同高山上的泉水一样，是从足部涌出，然后逐渐向四周延展。所以，涌泉穴在人体的防病、养生、保健等方面具有很大的功能。

推搓涌泉穴也被称之为"搓脚心"，这是我国一个较为传统的按摩方法。推搓涌泉穴可以防治百病，特别是针对人的便秘、哮喘病，或是腰间盘等疾病均有宜处，主要是因为：

一、中国的医学经络体系就是由气血理论构架而成的，并且与身体的五脏六腑相连通，将身体各处穴位打通。而涌泉穴就是将气血输送到表面的通道，因此这个穴位与脏腑、经络有着重要的关系。并且涌泉穴可以反映出一些外在的病症，可以对一些疾病起到辅助治疗的作用，能够有效地防治疾病。通过推搓涌泉穴，能起到健肾的目的。

二、人类的脚底中有很多的毛细血管和各种的神经，正是这些组织将人体有机地结合起来。

若是经常按摩涌泉穴，有效地加速其之间的联系，可以改善脉细血管和淋巴管之间的通透性，从而促进血液的循环，有助于人体代谢功能的增强。

三、推搓的摩擦会生出热感，这是一种良性刺激。并且推搓的过程，就是一种对机体的引导，有助于身心调养。一般通过涌泉穴防病治病的方式，有以下三种：1.用药物来烘烤，浸泡等；2.使用膏贴、艾灸等；3.采用不同的按摩方法，或是一些物理的治疗方法。介绍几种较为常用的治疗方法：一、可以用温热的盐水对涌泉穴进行浸泡。将热水的温度控制在身体可以承受的温度，在里面放入盐，每天睡觉前可以浸泡一刻钟的时间。二、用艾灸或隔药物灸，每天可艾灸一次，感觉涌泉穴发热即可停止。三、通过按摩的方法，对于足底进行拍打按摩。四、坐在床上，双脚自然摊开，也可以盘腿而卧。然后用脚趾间或足跟对涌泉穴部位进行按摩；然后打开手掌，对涌泉穴进行轻轻拍打，感觉脚底发热最好。五、取自然的体位，侧卧或仰卧，用双脚相互交错的对搓，也能用脚心搓一些东西。

正所谓："若要老人安，涌泉常温暖。"经过中医实践证明，若是每日坚持揉搓涌泉穴，能让我们的精力更加的旺盛，增强自身体质，抗病能力也会增加。并且，按揉涌泉穴可以起到防止哮喘、腰腿酸软无力、神经衰弱、头痛、头晕、失眠多梦、高血压等一系列的疾病，可以说是我们抵抗衰老，益寿延年的重要穴位。

委中穴
——老人病痛的"大隐士"：有效缓解各种疼痛

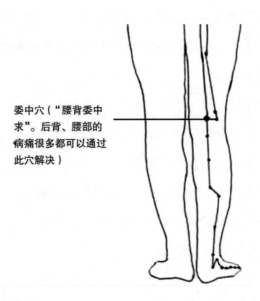

委中穴（"腰背委中求"。后背、腰部的病痛很多都可以通过此穴解决）

一次，我在小区进行锻炼的时候，正好听到两位老人聊天，一个说："最近感觉背痛腰酸。"另一个说："人老了都这样。没事，应该补补钙了。"看来，补钙的观念已经是深入人心了，而补钙只不过增加骨密度而已，并非是从根本上解决问题。这时我想起了中医上常提的一句话——腰背委中求，便过去询问大爷："您腰酸背痛，那腿窝的地方有没有条索状小包啊？"他非常吃惊地看着我说："有一个硬疙瘩啊，可你是怎么知道的？"

很神奇，其实我只是随口问问而已，果然他的委中穴是鼓起的。为什么人腰酸背痛或者腰椎间盘突出时，会对腿窝造成影响呢？其实腰部和背部的绝大多数疼痛问题都出在膀胱经上，膀胱经位于人体的腰背部，只要让膀胱经气血通。大多数的腰酸背痛都能得到缓解。委中穴就是在腿窝处。

虽说"腰背委中求"，但这个"求"也是有先决条件的。健康人的腿窝处都是凹陷的，假若是腰背处出现问题，这里极容易出现凸起、条索状包或者压痛点。这时候可以用按摩的方法将它揉开，就能缓解腰背的疼痛。但如果腰背疼痛时，委中穴完全没有感觉，就没有必要按揉这里了。

有的人饱受腰酸背痛折磨的时候，没有运用身上的宝贝穴位来治疗，那真是太可惜了。在这里，我向大家介绍三种有效刺激委中穴的方法，让它帮助我们恢复健康。

1. 按摩委中穴

按摩这个穴位时最好是趴着，让家人帮忙，先拿捏腿窝处，有助于气血疏通，然后用双手拇指端按压两侧委中穴，力求减轻疼痛感，一压一松为一次，一般连续按压 30 次即可。在按压的时候，可以配合腿部的屈伸。如果能在委中穴上再涂抹一些按摩油效果会更好，这样不仅可以有效治疗腰酸痛，还能解除腿部的酸痛。

2. 对委中穴进行拍打

拍打腿窝也能起到缓解疼痛的作用，因为在拍打的时候，非常自然的就可以拍打到委中穴。这样一来，就能解除膀胱经上的淤阻，缓解病痛，并有一定的补肾功效。每日坚持一次，每次两条腿各拍打 150 下。

在对腿窝进行拍打的时候，大家可能觉得不是很方便，总觉得使不上力气。此时，可以让家人帮忙拍打，这样力度更易掌握。如果感觉力度不够，也可以用工具代替。

3. 擀面杖疗法

有一位医生曾经介绍过擀面杖的方法："找一根擀面杖，用火微微进行加热，然后在腿窝部铺上一块干毛巾，用热擀面杖轻轻地进行擀动，逐渐加力。力气不要过大，以舒适为度。或者在擀面杖凉了以后，轻轻敲打。"总之，大家需要根据自己的实际情况，灵活刺激委中穴。

中脘穴——补足后天抗衰老：聚集、传导地部水液

从小到老，我们的脾胃都被各种的问题所困扰。中医上讲"脾胃为后天之本"。如果一个人本来先天就是亏乏的，体质虚弱，可以通过强健脾胃之气的方法增强人体之精气。由于一些不良的生活习惯，不少人的脾胃都会有这样或那样的问题。比如有的人吃完饭就睡，经常感觉腹胀严重，四肢无力。也有的人脾气很大，爱生气或者有抑郁倾向，也都会影响脾胃。这时候不可单纯采用药物进行治疗，因为如果脾胃本身就有病，吃了药很

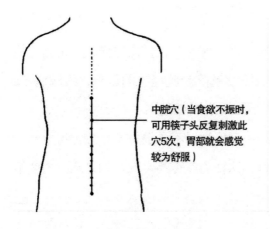

中脘穴（当食欲不振时，可用筷子头反复刺激此穴5次，胃部就会感觉较为舒服）

难发挥作用，影响疗效。对此，我们可以采用按揉中脘穴的方法进行治疗。

在讲中脘穴之前，先给大家讲一段《古今医统大全》当中的医案：

古代的一位官员有一妻四妾，人们常说"三个女人一台戏"。这五个女人在一起总是争风吃醋，希望在博得官员的宠爱的同时多得一点零花钱。这个官员的大老婆每天都在调节小妾们的纷争，还要提防着是不是有人要"谋权篡位"。天天如此，家里的事情直接妨碍了她的健康，到了饭点，她就因为生气吃不下去，有时候还没开饭呢，她就感觉很饿，于是吩咐仆人临时做点。就这样，饮食无定点，食无定量，时间一长，她就感觉胃部胀痛不适，没有食欲，一天只能吃一顿，而且两肋处时有刺痛感。

大夫诊断之后，分析了一下，判断她一方面是由于脾胃失调，运化失常；另外一方面是肝气瘀滞，经脉不畅。于是，大夫先以艾叶艾灸了中脘穴，帮助胃气提升，使其运化功能正常发挥。之后又辅以"木香顺气汤"，让她淤积的肝气得到疏散。不长时间，她很快就康复了。

在这则医案中，大夫就是采用中脘穴帮助病人健脾开胃的。中脘穴可以称得起是"万能胃药"了，能够帮助我们解决各种胃部问题。为什么称其为"万能胃药"呢？主要有三方面原因。首先中脘穴的位置处于胃的贲门和幽门之间，可以起到辅助治疗胃部疾病的作用。其次，中脘穴属于胃经上的募穴，当胃部出现病变的时候，这里最先发生反应，同样在此进行治疗，能够缓解各种胃部的不适症状。此外，这里还是八会穴的腑会穴，也就是说，六腑的病，都能配合这个穴位进行治疗。

介绍了很多，我们先了解一下中脘穴的位置。中脘穴位于上腹部，前正中线上。脐中上 13 厘米处，即一个横掌的距离。但是应该注意的是，这里所说的横掌，就是以手掌作为长度单位的。刺激中脘穴的方法有：

1. 艾灸中脘穴

艾灸中脘穴可以起到止痛散寒的效果，除了普通使用的温和灸之外，大家也能用隔姜灸的方法。方法是：将鲜生姜切成薄片，用针孔点刺许多小孔，方便热力传导，在上面放置艾炷，点燃施灸，一般使病人有温热感，局部皮肤出现红晕潮湿为度。如初灸一两炷感觉灼痛，可以将姜片拿起一会，然后重新放上，也可以在姜片下面放一层纸片。

2. 按摩中脘穴

将单掌或双掌置于中脘穴上，顺时针或逆时针方向缓慢画圈按揉。注意手掌应始终紧贴着皮肤，带着皮下的脂肪、肌肉等组织做小范围的画圈运动，使腹腔内产生灼热感。操作条件不受局限，随时可做，

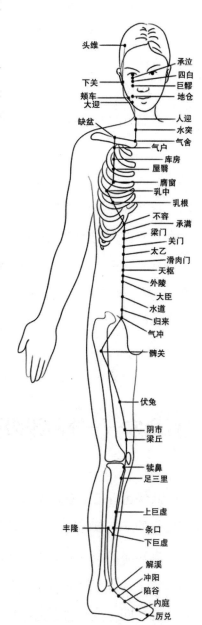

但是应在饭后半小时进行，力度不可过大，否则极容易出现恶心及呕吐的症状。

3."刷"中脘穴

这里主要介绍毛刷疗法，应保持站立姿势，以无柄毛刷做锯齿形的刷动，这样可以有效刺激各个穴位，见效很快。饭后半小时可以使用。

一些炒焦的食物、药物都能起到消除积食的作用，其中最常用、最有效和最简单的方法就是使用"焦三仙"来消食积。

"焦三仙"是由三味药组成的，它们分别是焦麦芽、焦山楂、焦神曲。这"三仙"都有其各自的功效，其中焦麦芽主要负责消除淀粉类食物的积滞，这类食物包括红薯、土豆、芋头等；焦山楂用于各类肉食消积，非常适合脾胃虚弱的老年人；焦神曲则善于消化面食，如包子、馒头、饺子、面条等。三药合用，可以很好地增强消化功能。使用的时候，可用焦三仙各 30 克，水煎服，每日一剂，一般三天为一疗程，效果显著。

百会穴——补阳添阴通百窍：升阳举陷，益气固脱

武侠迷肯定都看过《天龙八部》这部小说，应该都记得少林扫地僧和慕容复的父亲慕容博之间的动手片段。文中这样写道：

岂知那老僧一掌轻轻拍落，啪的一声响，正好击在慕容博脑门正中的百会穴上，慕容博的一格一退，竟然没有半点效用。百会穴是人身最要紧的所在。即是给全然不会武功之人碰上了，也有受伤之虞，那老僧一击而

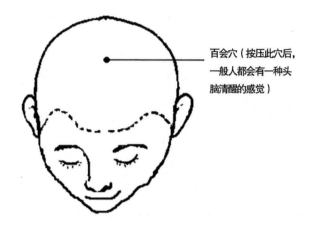

百会穴（按压此穴后，一般人都会有一种头脑清醒的感觉）

中，慕容博全身一震，登时气绝，向后便倒。慕容复大惊，抢上扶住。叫道："爹爹，爹爹！"但见父亲嘴眼俱闭，鼻孔中已无出气，忙伸手到他心口一摸，心跳亦已停止。

小说中有很多的成分很夸张，但百会穴的确有不少特殊功效。百会，顾名思义。这里是手、足三阳经及督脉的阳气交会点。督脉被称为"阳脉之海"，而百会穴正处于人体最高位置，从中医上来看，百会穴是人体阳气最为充盛的位置。由于阳气有充养人体髓海的功能，而脑为髓海，所以百会穴对人体的情志有一定的调节作用。经常刺激这个穴位，可以带动身体的大部分的经络与穴位。对于身体渐亏、身体虚弱的中老年朋友来说，可以起到补阴填阳的效果。

只要一提起百会穴，大部分人都知道它位于人体头顶的正中，两耳尖直上连线的中点就是百会穴。不过，采用这种方法取穴还是不准确。古人对此穴"百会可纳豆"的形容，因此，大家可以在两耳尖连线的中点上下仔细循按，头顶处就能找到这个凹陷的地方。

最近，我在翻阅古代医家典籍的时候发现，百会穴能够治疗的疾病非常多，除了头痛、高血压、低血压、焦虑、失眠等症外，还对受风头重、耳鸣、中风、泄泻等病都能有很好的辅助治疗作用。百会穴既是保健穴，又是长寿穴，经常对这个穴位进行按摩，可激发人体潜能，增强人体的免疫力以及抵抗力，调节心、脑血管系统功能，长寿延年。

对百会穴的刺激主要有下面几种方法：

1. 按摩百会穴

找一个舒适的位置坐下，把手掌放在百会穴上轻轻按摩。以顺时针和逆时针方向各 50 圈，每天按揉一两次。这样的按揉方法可以疏通经络，提升督脉的阳气，对高血压和低血压的患者都有很好的防治效果。

2. 叩击百会穴

手掌微屈呈碗口状，即空心掌，轻轻地对头部的百会穴进行拍打，连叩 10 下。刚才说到，百会穴为诸阳之会，叩击的时候的可以疏通经络，尤其是感冒风寒时候的头痛，因为休息不好引起的头疼，能起到不错的缓解作用。

3. 点揉百会穴

用中指或食指的指腹对百会穴进行点压，先是轻轻地用手按揉，然后再向左右各旋转揉动 30～50 下。体质虚弱或患有内脏下垂、脱肛等症的人在开始按揉的时候要轻缓一些，之后再逐渐加重，按摩的次数也要随之增多。需要注意的是，我这里说的"重按压"并非是要非常重的按压，因为百会穴是个极为特殊的地方，不要过重的刺激该穴位。

捏捏脊，让一生的积劳烟消云散

宋美龄女士在 2003 年 10 月 24 日去世，享年 106 岁。她常年坚持着一项有意思的按摩方式，就是用手按摩自己的后背，而且手法也不复杂，只是简单的捏一捏、抓一抓。其实有很多的长寿老人都有按摩后背的习惯，特别是捏脊疗法，对于老年人的身体健康有着很好的效果。

所谓捏脊就是捏脊梁骨。这种手法由来已久，最早见于晋代医学家葛洪的《肘后备急方·治卒腹痛方》。文中说："拈取其脊骨皮，深取痛引之，从龟尾至顶乃止，未愈更为之。"脊背可以说是全身气血运行的一个枢纽，它最怕的就是淤积。脊背通畅了，气血才可以通畅，将淤积带走，排出体外，滋养全身。人体气血在运行过程中，由于受到七情六欲和环境的影响，难免会出现淤积和堵塞，而且一般情况下阻塞往往出现在背部。我们可以发现，小孩子后背上的皮和肉比较松软，所以他们可以很容易就被提起来。但是很多中老年人就不行了，他们不能被提起来并不意味着他们的肌肉结实，而是体内的淤积造成了皮肉的枯连，影响了身体的柔韧性。因为可以排出体内的淤积，所以捏脊也被叫作"捏积"。当脊背的气血畅通以后，一些影响老年人生活的小毛病便会消失了。

如何捏脊呢？建议大家采用下面这种方法：

1.脱去上衣或者把上衣撩起来露出后背，趴在床上。家人用温水洗一下手，然后在老人的背部由下而上的推送，这样可以使身体放松，肌肉变得松弛。

2. 先用手指夹起腰椎或尾椎两旁的肉，食指及中指在前面，拇指向下按压并且往前推。通过手指的配合，一紧一松，从腰部开始向上捏，一直到颈肩部。保持顺畅的动作不要间断，做十几分钟，可以使气上下贯畅。

3. 捏到颈部时，双手自然滑下来，将气由上导到下，然后再重复第一步的动作，这样往复几次之后，可以对不舒服的地方进行单独的按摩。如果效果比较好的话，几次以后，后背的肌肤就会变得舒展起来。如果力度过大，在捏完后的几天之内，背部会出现疼痛感，但是放心，几天之后就会消失，并且身体也会感觉到很轻松。

4. 当捏到肌肉僵硬的地方，被捏的人可能会感到疼痛。这个时候捏脊者的动作就应该放慢或者停下来，等一会再捏。不过手指不能离开背部，要一直按着。等到被捏着感觉缓过来了，再继续。需要注意的是，捏脊者的指甲不要太长，否则容易引起划伤。

除了"捏"之外，还有一种方法，叫作"提"。从尾椎开始，每捏 3 次就提一下，这样的效果会更好。如果力度到位并且捏的部位粘连比较重的话，在向上提的时候，通常会听到啪的一声。捏的时候要和老人进行及时的沟通，一定要考虑到老人的痛感，控制好自己的力度。

每天坚持为老人捏捏背，揉揉肩，帮助他们活动筋骨，长久下来，老人们就会获得良好的身体。

在捏脊的时候，如果感觉比较疼痛难以忍受，可以在被捏部位涂抹一些水剂或者粉剂，起到润滑的作用。

第七章

益寿功：
延龄健体的独门抗衰功

马礼堂——六字诀养气功：调理气血，流通旺盛

六字诀是我国流传较广的按揉方法，属于吐纳法。有很多书籍都对此有论述，到了唐代，名医孙思邈根据五行相生的顺序，配合四季的特点。编写了一首根据六字诀治病的歌：

春嘘明目夏呵心，秋咽冬吹肺肾宁。

四季常呼脾化食，三焦嘻出热难停。

发宜常梳气宜敛，齿宜数叩津宜咽。

子欲不死修昆仑，双手摩擦常在面。

我们的脏腑和经络运行受到内外不同的作用力，呼气时不同的口型会令唇、舌、齿、喉出现不同形状及变化。这些变化都会对内外部形成不同的作用力，从而对不同的脏器造成影响。古人从长期实践中总结出"嘘、呵、呼、咽、吹、嘻"六个字的口型，分别影响肝、心、脾、肺、肾和三焦。在呼气时，若能用意念和动作引导身体气血的运行，就能达到强身健体、延年益寿的效果。

这次我向大家介绍一下著名气功专家马礼堂老师的六字诀，它最大的特点就是能强化人体内部的组织机能，通过采取锻炼发声的方法，可以诱发和调动脏腑的潜在机能来抵抗疾病的侵袭，防止人们随着年龄的增加而过早地衰老。

预备式

两脚间距离与肩同宽，头正项直，百会顶天，内视小腹，轻合嘴唇，舌抵上腭，沉肩坠肘，两臂自然下垂，两腋虚空，肘微屈，含胸拔背，松腰塌胯。两膝微屈，全身放松，头脑清空，站立时呼吸平稳为止。

马先生认为，这套功法应该由预备式练起，每次变换一个字的时候都应该从预备式开始。练功初始，清晰自然，气血和顺意境。当逐渐放松的时候，预备式可多占一会，以体会松静练功。呼吸微微绵绵如进入睡眠状态，再开始正式练功前还要再次进行调息，采用自然呼吸法，舌抵上腭，或者也能利用顺腹式呼吸法。调整呼吸后，要稍事调整。预备式如何做呢？

嘘字功平肝气

嘘字读需，两唇轻微闭合，嘴角横绷，轻微向后用力。

具体动作：

1. 呼气时读嘘字，足大趾轻微向外轻微点地，随即随放。

2. 两手可以从肝经的急脉穴处起手，手背相对向上提，经章门、期门上升入肺经之中府、云门二穴。

3. 双臂如鸟翼向上舒展、向左右展开，手心自然朝上；

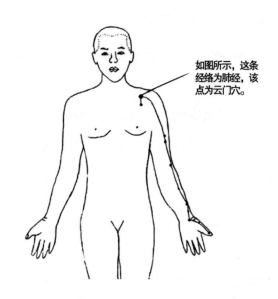

如图所示，这条经络为肺经，该点为云门穴。

两眼反视内照，随着呼气之势配合双眼瞪圆。

4.呼气尽时，轻缓吸气时，轻微屈臂，两手经面前、胸前下转为两拇指尖相对，其余四指指尖向下顺腹前轻缓向下按揉，垂于体侧。

5.轻缓重叠双手，双手置于下丹田，稍微休息一下，可以做第二次嘘字。如此进行反复呼吸6次。然后进行调息运动，恢复预备式。

呵字功补心气

呼气时读呵，嘴半微张，舌平放于口内，舌尖轻轻顶于下齿，下颌微松。具体动作：1.呼气时读呵字，足大趾轻微点地，随即自然放开。2.两手手掌心自然向上由冲门穴处起循脾经上提，在胸部到膻中穴向外翻掌，上托至眼部，中指朝向外眼角处。3.呼气时应该尽量用力，翻转手心向里，经面前、胸、腹前轻缓下落，轻缓垂于体侧。4.双手重叠于一起，覆于下丹田，稍事休息一下，再重复做，总共6次，调息，恢复预备姿势。

呼字功培脾气

呼读忽，舌卷如撮管状，舌放置中央两侧微屈。

具体动作：

1.念忽字向外呼气，足大趾轻微点起，随即放开。

2.两手掌掌心向内由冲门穴处起向上提，行至膻中穴时变掌。左手向外旋转至头顶处（注意沉肩），此时右手应该配合内旋按至冲门穴处，呼气必须尽。

3.吸气时，左臂内旋变为掌心向里，从面前向下缓落，同时右臂回旋变掌心向里穿，两手在胸前交叉，右手在里，左手在外，两手内旋下按至腹前收势恢复预备式。

4.两手重叠，覆于下丹田位置，停顿一下。然后以右手向外旋托，左手下按做第二次呼字功。这样左右手。调息，身体恢复预备姿势。

咽字功补肺气

咽读严，声短气缓长，张口张鄂，舌尖轻轻抵住下颌。具体动作：

1.两手掌由急脉处向内轻缓向上提按，过小腹时手掌心向上提。

2.手掌抬至膻中穴位置处，两臂外旋翻转手心向立起手掌，指尖顺延滑至下颌处，然后左右展臂如鸟翼般舒展开来；同时开口呼气念咽字，足大趾轻微点地，尽量放松全身神经。呼气尽，随吸气尽处两手臂自然置于身体两侧。

3.两手重叠于下丹田之上，然后进行调整，不断进行重复，共做6次，调息，然后恢复预备姿势。

吹字功补肾气

吹读炊，撮口，两嘴角宜向上咧，舌尖轻微向上翘。

具体动作：

1.呼气时就读出吹字，两臂自两侧处轻轻抬起，两臂向后，用掌心劳宫穴处对腰部擦搓3次。

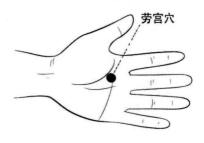

劳宫穴

2.两手经过长强穴、肾俞穴向前划弧，一直到肾经的俞府穴处，做抱球状。两手手指尖相对，整体轻缓下蹲，两臂随之向下到下丹田，呼气时尽量将手臂置于膝盖上。

3. 呼气尽。随着吸气的姿势缓缓站起，两臂自然下落于身体两侧。两手重叠一起，覆于下丹田，稍事调整，再重复做，总共进行6次，轻缓收势，换成预备姿势。

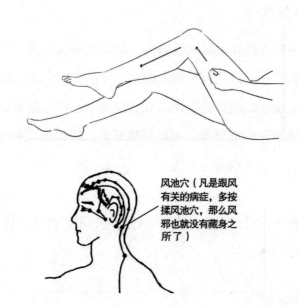

风池穴（凡是跟风有关的病症，多按揉风池穴，那么风邪也就没有藏身之所了）

应该提醒练习者的是，在呼气念字的同时，应该做出五趾抓地，足心空如在泥地行走，引肾经之精气由足心上提。下蹲时身体保持身体端正，膝盖不过足尖。下蹲高度时不可进行提肛动作。

嘻字功理三焦气嘻读希字。两嘴唇轻轻开启，有嬉笑自得之貌，自得怡然的心态。具体动作：1.呼气读嘻字，足四、五趾点地，随即点开。双手如捧柱状为放于体侧向耻骨处抬起，手心向上，两手之前相对，轻轻提至膻中穴。

2.两臂轻轻地外旋翻转，手心向外，并且向头部举起，两手心转向上，两手指尖相对。两手舒张如鸟翼；同时开始呼气念嘻字，足大趾轻轻向外侧点地，随即全身放松。呼气尽，随吸气之势。

给身体减龄：这辈子要完成的抗衰老方案

3. 双手交叉重叠覆于下丹田，稍事调整，再重复做，总共进行 6 次，稍事调息，恢复准备姿势。

大家在练习的时候，既可以按照上面的顺序进行，也可以据季节练习一个字或两个字，或者根据自己的病情练习。有的朋友会问需要出声吗？其实，在六字诀的经典著作中。都主张"吐字勿令耳闻"，最好是不出声。不过，马礼堂认为五音与脏腑是相同的，出声胜于不出声，因为出声就可证明发声是否正确，另一方面可以充分调动五脏六腑，而且出声更容易体会气息的变化。

刚开始练习时，声音可以大一些，等到熟练之后，就能呼气吐字。吐气如微风而不使耳闻，这一点非常重要。

李济仁——五脏保健长寿操：养心调肝，养肺健脾

著名中医李济仁教授已经是年近九十，依然步履轻盈。有人向他询问"长寿经"，他就将自己总结的运动保健养生方法教给大家。这套养生法以心、肝、肺、脾、肾五脏保健入手，我们将这套动作称之为"五脏保健操"。

其实，李老的这套养生保健操不仅包括运动，还包括心理、工作、饮食、睡眠等多个方面，可谓是对五脏的全方位呵护，具体方法如下：

1. 首推养心

（1）每天在睡觉之前对手上的劳宫穴和脚上的涌泉穴放在一起，这样做的目的就是心肾相交，提高睡眠质量。

（2）养心就是养精神，在遇到事情时尽量保持心态的平和，不计得失，与人交流要保持年轻态，尽量让自己保持安静的状态。

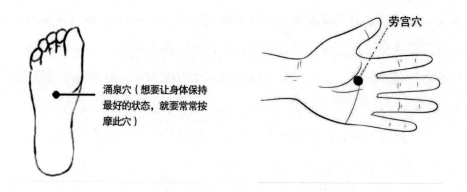

涌泉穴（想要让身体保持最好的状态，就要常常按摩此穴）

劳宫穴

（3）在滋养身体的时候，不妨用西洋参泡水喝，常吃桂圆、莲子、百合、黑木耳等，以益心气养心阴。

（4）中午要注意休息。心在上午活力非常强，而且中午是阴阳交合之时，休息能保住心气。

2．注意调肝

（1）劳累过度就会损伤肝脏，平常工作不可过于疲劳，运动也应适量。

（2）人躺到床上则血归于肝。定时上床休息既能保证良好的睡眠质量，还能保护肝脏。

（3）饮食非常清淡，尽量少吃一些辛辣、刺激性的食物，以防损伤肝气。

3．重视养肺

（1）早晨起床后尽量做深呼吸，速度放慢，呼吸间隔控制在 6 秒左右，这种方法可以养护肝脏。

（2）采用闭气法可以提升肺功能。先闭气，闭住气之后尽量不要呼吸，到不能忍受的时候，再将气呼出来，如此这样进行 16 次。

（3）平时最好多吃一些滋补肺气的食物。如玉米、黄瓜、西红柿、梨等。

4. 注重健脾

（1）日常生活不妨多做按摩与运动，也是可以助脾气，能够增加脾气的运化能力。如每天早晨起床前或是睡前对腹部按摩 39 次，就是在床上进行仰卧，以脐为中心，用手掌沿着顺时针的方向按揉 39 次，然后采用逆时针的方式按揉 39 次，然后用手掌在劳宫穴位置拍打 120 下以及对肚脐下的关元穴敲打 100 下。

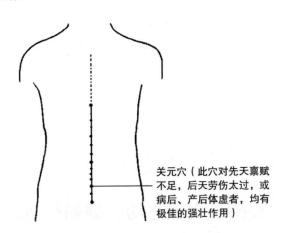

关元穴（此穴对先天禀赋不足，后天劳伤太过，或病后、产后体虚者，均有极佳的强壮作用）

（2）脾胃是气血化生的源头，是后天之本，健脾经常与养胃一起。在饮食方面，日常不可过饱。每天多吃一些健脾胃、助消化的食材，如山楂、山药等，夏天可以多吃一些海带、冬瓜、香菜等养脾开胃之品。

5. 不忘补肾

（1）可以先用一只手对关元穴、下丹田进行按摩，同时用另外一只手对命门穴、腰阳关（在腰部，当后正中线上，第四腰椎棘突下凹陷中）进行按摩，可以起到滋补肝肾的作用。

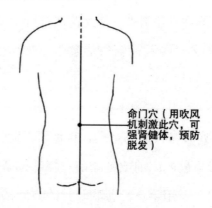

命门穴（用吹风机刺激此穴，可强肾健体，预防脱发）

（2）经常吃枸杞、芝麻、黑豆能够滋补肾脏。

（3）小便时可以脚趾用力地并且咬牙切齿，能够起到补肾的作用。李先生曾指出，养生所面临最大的问题就是坚持，最主要的就是根据自身情况选择运动方式，逐步养成一种生活方式和习惯，才能让我们的养生计划得以施行。

贺普仁——经络导引养生功：调畅气血，引气归元

今年已经是耄耋之年的贺普仁仍然是耳聪目明，思维敏捷，精力充沛。这与他长期坚持锻炼导引功是有很大关系的。经络导引养生功是老先生在气功的基础上，在经络循行理论上自己独创的一套养生功法。它将小周天和大周天很好地结合起来，可以通畅气血、疏通经络、归元引气，让我们身体更加强健、精神，以起到益寿、养生的目的。贺老先生指出，这套方

法非常适合那些想要锻炼但是没有时间锻炼的人，因为这种操并不受场地、时间的限制，可以坐着练习，时间 1～5 分钟，根据自身身体状况而定。

经络导引养生功法总共有 6 步，具体方法如下：

第一步：采取端坐的姿势，挺直脖子，眼睛向前平视，闭口、舌头抵住上颚，放松全身，思想安静，呼吸要均匀，神情要保持自然。

第二步：用意念引导气行走，先由会阴升缓缓向发际传，沿着任脉上的关元、神阙、膻中、天突、廉泉到头顶；然后沿着督脉从头顶下行至风府、大椎、至阳、命门至尾闾骨归会阴处然后转入小腹。

第三步：由小腹位置左行至气冲、髀关，然后从足阳明经下行至内庭（足背第二、三跖骨结合部前方凹陷处），行至脚下涌泉穴（足趾屈卷时，足心前三分之一的凹陷中），再从足三阴（大腿的内侧）然后由下至上到阴廉穴至气冲穴，右侧循行路线与左侧运行的方向没有区别。

第四步：然后从气冲穴沿着任脉的曲骨穴，经关元、气海、神阙、中脘、膻中到天突。

第五步：由天突向右经俞府、中府经过肩井穴、巨骨穴、肩髃穴，沿手阳明经至阳池穴，再分别下行至大、食、中、无名、小指之后，从手三阴由下到上面的极泉穴（上臂外展，在腋窝中部有动脉搏动处），经中府穴、俞府穴，到天突穴。左侧循行路线与右侧运行路线相同。

第六步：由天突穴向上至廉泉穴，以舌头抵住上额，使任督相通，让经气缓缓流至头顶，再向下到风府穴、沿督脉直下至尾闾穴，回归会阴，最后停止在上丹田处。

这套功法非常的简单，您没有必要记住那些烦琐的穴位，只要按着经络方向进行按摩就可以了。只要长期坚持，必然收获意想不到的效果。

杨永——朱砂掌健身养生功：气功保健，妙不可言

我们在看武侠片的时候，都会看到这样的一幕：被武功高强的对手打中，过几天胸前就会出现一个手掌印。这就是江湖"盛传"的"朱砂掌"。朱砂掌是一种极为霸道的武功，除了在小说和电视中偶然出现，多数时间都隐藏在幕后。其实，它不仅是一种防身的武功，还有着卓越的健身效果。

杨永老先生就是朱砂掌的传人。正是他的公开传授，非常清晰地诠释了朱砂掌的奥秘，让这一套强身健体的功法得到普及。杨老的朱砂掌分虎部、龙部、龙虎部三部，每部基本动作为 5 个，共 15 个招式。因篇幅限制，不能完整的展示朱砂掌的整个过程，在此我精选了其中两个动作，帮助读者揭开神秘的面纱。

虎掌踏地

虎掌踏地是虎部第一步的基本动作，可以有效地调和气血，帮助畅通经络。杨老在《朱砂掌健身养生功》中对这个动作进行介绍的时候，用了下面一段文字：

吸气时全身放松，两掌心朝下成俯掌，十指朝前。呼气时，头微顶，双掌用力下按；十趾抓地，收肛实腹，牙齿相叩。瞪目远视。

在练习的时候应该保持站桩的姿势。双手自然下垂，之后采用虎掌踏地的动作进行练习。吸气的时候可以将双臂放松下垂，掌心向下；呼气时，

脚趾用力着地，有一种抓地的感觉，同时双掌用力下压。头稍稍轻微向上顶，就像头顶上有张纸一样，在练习过程当中可以逐渐用力。

做虎掌踏地动作的时候，还应该注意到几点。"收肛实腹"就是肛门和小腹微微收紧。"牙齿相叩"就是上下牙齿轻轻合上，不要过度用力地咬牙切齿。"瞪目"的意思并非是怒目圆睁，大家在练习养生功的时候，神情一定要安详。瞪目远视就是将眼光放得远一些，就像欣赏远处的风景一样。

虎掌踏地是一个垂直的直线运动，练习的时候必须要注意呼吸和动作的配合。一个动作联系完以后可以恢复到站桩的姿势，之后恢复重复的动作，每天可以练习 8 次。

青龙望海

与虎掌踏地与之不同，青龙望海是一个螺旋动作，它将气血分别由左到右，由右到左地自然交叉，从而起到调和气血的目的。青龙望海是龙部的第二个动作，杨先生在《朱砂掌健身养生功》中这样介绍：

吸气时，全身放松，双脚不动，上身以腰为轴向左转，右臂内旋上提，手心向内，左臂内旋下落，手心向内，交于胸前。不要停顿，以身体画轴，继续向左后方转动，右臂外旋上举，当手掌到达头顶上方时变仰掌，然后转入呼气。右臂用力上撑，同时左臂外旋继续向身体后方下落，当左臂到达臀部后方时变俯掌。这时呼气，用力下按，头微低，双眼向下注视右脚右斜后方一米处，如回望海底状，这时仍是十趾抓地，收肛实腹，牙齿相叩。

在吸气的时候，右小臂内旋带动右掌缓缓向下，而左小臂也内旋带动左掌缓缓地向上提起，身体逐渐右转；当正面的时候，双手交于胸前，左掌在里，掌心向内。

身体不要停顿，身体以腰做轴，尽力向右后方扭转，左小臂外旋上举至头顶左上方，掌随之上翻成仰掌；同时右小臂外旋变俯掌下落至左臀部后方，当左右臂将伸直时呼气，双掌用力上撑下按；头微低，双眼向下注看左脚后方一米处，如回望海底状；同时十趾抓地，收肛实腹，牙齿相叩。

如此左右各一次为一个完整动作。

因为这只是朱砂掌中有一个动作，所以没有前后动作的衔接，所以练习时同虎掌踏地一样，就是先要做好站桩的姿势，再练习青龙望海的动作，这个动作最巧妙的地方就在扭转上。在呼气的同时利用两手的旋转带动身体的上拔，转到无法再继续转，吸气，然后继续呼气转到另一边。扭转的时候，假如脚趾没有深扎的感觉，容易重心不稳，人就会向后拧过去。所以，必须要有"脚趾抓地"的感觉，同时保持脊柱的正直，身体自然平直。

经常练习这一招青龙望海，有助于帮助身体打通任督二脉，壮肾强腰，对于慢性腰痛、坐骨神经痛等病都可以起到辅助治疗的作用。需要注意的是，老年人在练习的时候不要急于求成，让身体有个适应的过程后，特别要注意逐渐用力、配合呼吸。

祝总骧——三一二经络操：跃经络，趋平衡

三一二经络操是著名的经络学家祝总骧教授根据经络学说创编的一套经络养生操，这种方法有助于身体养生，可以帮助我们激活自身的生命

能量。

第一步：每天对这三个穴位进行按摩

这 3 个穴位分别是内关、合谷、足三里。懂得医道的人都知道，内关是心包经上的络穴，合谷是大肠经上的原穴，而足三里也是胃经上的重要穴位，也具有很大的保健作用，经常按摩这 3 个要穴，能够激发相应经络的功能，有助于身体脏腑运转。有病治病、无病防病。

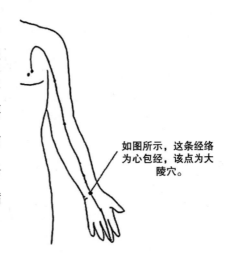

如图所示，这条经络为心包经，该点为大陵穴。

1. 按摩合谷穴的正确方法

合谷穴就在我们手背上的虎口处，在第一掌骨与第二掌骨间，第二掌骨桡侧的中点处。如果按摩我们的右手，可以用左手拇指垂直按在合谷穴上，其余的四根手指握住右手的手背。拇指一紧一松地按压，可以每隔 2 秒钟按揉一次，按压的时候需要多用一点力气，最好是让这个部位感觉到酸、麻、胀，甚至有时会觉得这种感觉会窜到食指端和

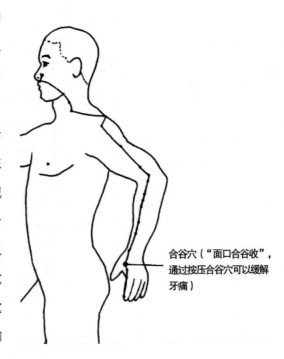

合谷穴（"面口合谷收"，通过按压合谷穴可以缓解牙痛）

肘部以上，也就是感觉有得气现象是最好的。轻轻地按压，穴位处没有感觉的话，很难达到预期的效果。

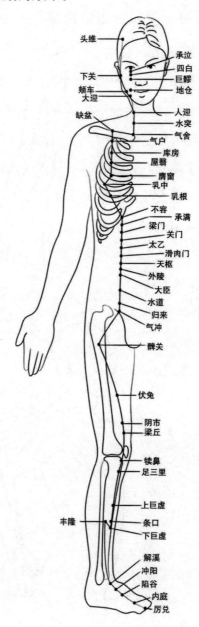

当然，每个人对于经络的感觉都是不同的，所以按压的力度也要辩证地看待，应恰到好处。体质弱一些的人，不适宜接受较强的刺激，另外，孕妇特别注意，最好不要按揉合谷穴。

2. 按摩内关的正确方法

内关穴位于掌侧腕横纹上 6 厘米（三横指）处，也能把拳头攥起来，手腕关节处有两根筋突起，内关穴就位于两根筋处。

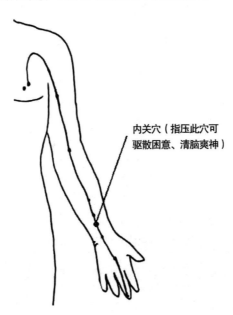

内关穴（指压此穴可驱散困意、清脑爽神）

按摩内关穴时也需要加大力度，最好可以让这种酸、麻、胀的感觉蔓延到肘部，下窜到中指。如果大家按摩右臂，我建议您可以用左手垂直按在内关穴，其余四指则握住右手的前臂。左手拇指指甲的方向要竖向，同内关穴旁边的两筋平行，然后用指尖有节奏的点按这个地方，一边配合着揉的动作。如果可以绵延这种酸麻的感觉，效果也就更好了。

3. 按摩足三里的正确方法

按摩足三里时必须要得气，最好选择拿按结合的按摩方法。如果我们对足右侧的足三里进行按揉，可以将左手的拇指放在足三里穴上，其余四指则握住胫骨，然后拇指垂直下按，每次按揉隔 2 秒钟。力度一定要加大，不但要出现酸、麻、胀的感觉，最好让这种感觉在肢体上蔓延。

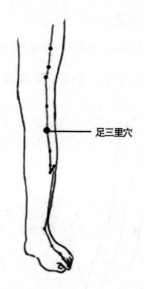

足三里穴

第二步：每天进行一次腹式呼吸

腹式呼吸锻炼法既能采用平卧的姿势也可采用端坐的姿势，练习的时候必须放松全身，将意念全部集中在丹田处，吸气的时候必须要缓慢进行，保持胸部不动，小腹缓缓地鼓起来，稍停片刻后可以将气缓缓地呼出来。呼气时，腹肌收缩，小腹凹进去。最好是早晚各活动一次，每次 5 分钟即可，呼吸频率在最初的时候应为每分钟 10 次，熟练之后可以调整为每分钟 5 次。在呼吸时，要尽量自然一些，不要憋气。对于初次学习者，意念可能不易集中，这也无碍，只要长期坚持下去，就会取得不错的效果。

腹式呼吸不仅可以活跃到小腹部的九条经络、充实先天后天之气，也能对腹腔起到按摩的作用，从而有助于脏腑器官的气血运行，增强这些器官的能力。

第三步：多参加一些以腿为主的体育锻炼

人一旦步入老年生活，最好采取一些以动腿为主的体育锻炼，有助于激发身体内的经气运行。另外，腿部的肌肉运动也是通过腿部神经的反应来影响到上肢躯干和全身运动，且可以起到刺激心血管呼吸中枢，增加心脏的输出量和肺的通气量，使气血更加的通畅，脏腑的功能得到新的平衡能力。尤其是老年人，可要根据自身的体力和喜好选择打太极拳、慢跑、散步以及各种室内健身运动，如交谊舞、各种保健操等，都能起到强身防病的功效。如果体质实在是太虚弱的老人，还可以做一些下蹲动作或原地踏步，以微微感到喘和吃力为度。在练习一段时间以后，再逐渐增加速度和次数，长期坚持，就能提高身体的免疫力，增强体质。

朱增祥——拉筋养生法：祛痛、排毒，增强人体抵抗力

随着年龄的增加，每个人都可能出现筋缩的症状，从而引发腿麻、头晕、肌肉酸痛等各种不舒适的症状，严重者极容易引发多种疾病。而且，年纪越大，筋缩现象也就越严重，引发的疾病可能也就越多。

中医认为，"百病由筋生，筋柔病自消"。香港名医朱增祥先生在多年的医学实践当中，只要人们在日常的生活中多做拉筋活动，增强经筋的柔

韧性，就能引起益寿延年的作用。

在《筋长一寸，寿延十年》一书当中，朱老非常详细地介绍了拉筋的方法以及注意事项。这次，我找到其中一种卧位拉筋法，为大家简要介绍一下。

一般而言，卧位拉筋法需要借助椅子、茶几或床来进行锻炼，具体做法如下：

1. 最好是用两张平坦、舒适的椅子也可是选择一张两面靠墙的床，一张茶几摆放在近墙边或门框处。

2. 坐在靠墙边或门框的椅子、床上、茶几。臀部最好靠近椅子、床边、茶几。

3. 躺下仰卧。将靠里面的一条腿（左腿在里则用左腿，右腿在里则用右腿）伸直倚在墙柱或门框上，另一只腿曲住，让其垂直落地，尽量与地面触及，无法触及地面的时候可以书本等会垫住。

4. 仰卧时，双手举起平放在椅子、床上或者是茶几上，期间垂直落地的腿可以摆出骑单车的姿势，有利放松髋部的关节。

5. 保持这个姿势大约为 10 分钟，然后再移动椅子、茶几，寻另外一侧的墙或门框，或是到床的另一靠墙边。在以上面说的方法，左、右脚转换，再做 10 分钟所有。

老年人在侧卧拉筋动作的时候，若是借助一些工具就好了。朱增祥先生在给病人进行拉筋治疗的时候，通常会用到以下工具：

1. 绑带

一般人在进行侧卧拉筋的时候，通常会将椅子或茶几靠在墙边进行练习。同时需要一位同伴从旁协助。紧贴在墙面上，如果需要经常进行卧位拉筋，不妨做一个拉筋凳，再加上绑带的作用，自己一个人也能进行拉筋训练。练习的时候，需要将上举的双腿用绑带固定在拉筋凳的立杆上，以防大腿弯曲。需要注意的是，绑带应绑到人的膝盖以上位置，否则非常容易导致膝盖受伤。

2. 沙袋

在做卧位拉筋的时候，一条腿被缚拉筋凳上，另一条腿则应垂直落地。但是如果出现筋缩的症状，脚掌一般无法着地，在没有沙袋的情况下，只能依靠人力压腿，令脚掌逐渐向地面靠近。如果有沙袋，就是通过脚掌的力量向下压。沙袋应该绑在小腿上，重量可根据自己的实际情况进行定量，2.5～7.5 千克都可以。

3. 脚垫

脚垫有两种，一种是上脚垫，一种是下脚垫。上脚垫制作的原材料可选择泡沫，这样垫上之后会感觉舒服一些；下脚垫是放在地上，可以将脚放在上面，可以减轻拉筋的痛苦。下脚垫可以用不同厚度的东西叠放在一起，随着拉筋时间的深入，缓缓地将脚垫取出来，直到脚掌可以完全落到地上。

4. 枕头

虽然卧位拉筋法主要锻炼的部位是髋部和腿部的经筋，但是平躺感觉腿部不是很舒服，不容易一次拉筋到位。如果有枕头垫在头上，躺着拉筋相对而言会舒服一些，另外用上枕头还能预防高血压的人在伸展拉筋时出现各种症状。

5. 计时器

把一个计时器放在身边，避免了担心时间过少或过多的问题。另外，计时器还能给人期待，让人在忍受拉筋的痛苦时因为期待计时器的声响，增强自身的忍受能力。朱增祥先生认为，最好一条腿的锻炼时间控制在十分钟。

谷岱峰——床上八段锦：强身健体，延年益寿

我国按摩推拿的历史非常悠久，也有很多的流派。我现在给大家介绍的是谷岱峰先生家传的床上八段锦。老先生 1962 年时曾自述在年少的时候为科举奋读，壮年又为生计劳苦，以至于身体非常差，不到 40 岁就有了衰老之态，比如腰痛腿酸，头晕眼花等。后来在家长的督促下，他才开始练习这种功法，没想到"练功不到半年，我便身体康健了，自此以后 37 年来从未间断。在此期间，没有患过任何的疾病，今年虽已 78 岁，但依然耳聪目明，的确是效果明显"。

八段锦分为站式八段锦和坐式八段锦，这套床上八段锦属于坐式的，主要特点就是以按摩为主。下面我就为大家认真介绍一下谷岱峰老人的这套功法：

第一段：干沐浴

干沐浴法因为动作较多，为了便于掌握其要领，可分为八小段。练习干沐浴法非常有助于畅通经络、促进血液循环的功效，可以经常多活动一下四肢关节，有助于肠胃蠕动。

1.浴手。将两手合掌搓热，左手紧握住右手背摩擦（力气要大一些），接着右手紧握住左手背用力地摩擦，一左一右为一次，总共摩擦二十次。

2.浴臂。用右手紧按住左手臂，然后用力沿臂内侧向上擦揉到肩部，由臂外侧向下擦到左手背。反复进行按摩，如此摩擦共 20 次，然后用左手用同样的方法擦右臂 20 次。

3.浴头。用双掌掌心按住额头，可以用点力但是不要太重下滑至下颌，再翻向头后两耳上。摩擦头顶时不要太过用力，达到前额，这是第一次进行按摩，共擦十几次。接着，用十指指肚或指甲均匀地按揉发根处 20 次。然后，用两拇指由太阳穴附近向头上部将，将至头顶后，即五指靠拢向下将，将到顶部，算一次。这样总共将 20 次，有助于降低血压。如血压较高，可加将 50 次左右。

4.浴眼。两手微微抱拳，两拇指自然弯曲，用拇指背分别擦上下眼皮 20 次。然后，用两手拇指分按两侧太阳穴旋转揉动 20 次，再向相反方向揉动 20 次。最后，用右手拇指和食指捏住两眉头中间部位，揪 20 下，与此同时，用左手从后头发际向下将到顶部 20 次，换成另外一只手 20 次。

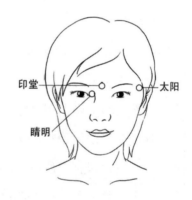

5.浴鼻。两手拇指微屈取来，其他手指轻轻地握拳，用拇指背沿着鼻梁骨上侧上下往返用力各擦 10 次（上擦到眼下部，下擦到鼻孔侧）；天气骤降或是到冬天时擦鼻。擦鼻时，两手可以同时向上或是向下，也可以一手向下，另一手向上交叉起来擦。

6.浴胸。先是用左手掌按揉在右乳部上方，手指向下，用力向下推到大腿根部；然后再用左手从左乳部上方同样用力推到右大腿根处，如此反复左右交叉进行推按，各推 20 次。

7.浴腿。两手可选择一侧的大腿根抱紧。用力向下擦到足踝，然后重新向大腿根方向擦。如此反复可刮擦 20 次，两腿擦法没有区别。对这种擦法如果感觉不是很方便，也可区分大小腿进行刮擦。

8. 浴膝。两手掌心紧紧按住膝盖，先齐向外旋转十几次，后齐向内旋转十几次。膝盖感觉不舒服的地方，可用先以双手揉左膝 20 次，再一起揉右膝 20 次。这样两膝盖经摩擦后，都会得到很好的健身作用。

第二段：鸣天鼓

1. 用两只手向后将耳朵捂好，其中掌心处紧紧按住两边耳孔，两手中间的三根手指用来轻轻敲击后头枕骨（小脑部）20 次。2. 以掌心按住耳孔，手指紧按后头枕骨部不动，再骤然将掌心敞开，这样连续开闭放响 20 次。3. 最后，两中指或食指插入耳孔内转动 3 次，然后突然拔出来，算一次，这样进行 3 次就可以了。

鸣天鼓的主要作用是什么呢？在第一个动作中，手指轻敲的后头枕骨是小脑所在的部位，在中医上又是十二经络的诸阳经聚会之所，所以轻轻地敲击这里可以提神醒脑，增强记忆，尤其是早晨起床或是非常疲劳的时候，效果非常显著。在敲的时候，可以听到非常响亮的声音，就如同在头部敲鼓一样。另外，在两耳内有前庭等神经装置直通大脑，所以通过开闭可以使耳鼓膜震荡，具有加强听觉、预防耳部疾病的作用。

第三段：旋眼睛

端坐凝神，头正腰直，两眼向左旋转 5 次之后，向前再注视片刻，再向右旋转 5 次，向前直视即可。这套动作非常简单，只要早晚用心做一次，坚持练习，就能起到意想不到的效果。

第四段：叩齿

精心敛神，嘴微闭，然后上下牙齿相互轻轻叩击 35 次。

牙齿不仅是骨的末梢，同筋骨有直接关系，而且同胃、肠、脾、肾、肝等内脏活动也有很大关系，因此，经常练习这个方法，可以强健牙齿，促进消化系统的正常运行。

第五段：鼓漱

闭口咬牙，口内如含物，用两腮和舌做如同漱口的动作，漱三十几次，漱口时。嘴里自然会有很多的津液（唾液），等津液满口时再分成 3 次缓缓地咽下去。初练时可能津液不是很多，时间一长就会增加。

这个动作的主要目的就是让口内多生津液，帮助消化。古人对于津液的作用非常重视，将其称为"金津玉液"，同精、血一样，看成是生命的物质基础。现代生理学研究也证明，唾液有免疫、解毒和帮助消化的功能。

第六段：搓腰眼

两掌合十搓热，紧接腰眼，用力向下搓到尾闾部分，然后再搓回到两臂后屈尽处，这是一次，最好做 35 次。

腰眼位居带脉（即环绕腰部的经脉）之中，也是我们肾脏所处的位置，最喜暖恶寒。用手掌对腰眼搓按后，势必发热，这样不仅可以将腰眼温热，而且可以增强肾脏机能。疏通带脉，长期坚持，腰直不弯，并且能够预防腰痛。

第七段：揉腹

揉腹功对于肠胃不适或者慢性肠胃病可以起到一定的调理作用，锻炼时，男女采用的方法也不同。

男子揉腹功的做法是：左手叉腰或放在左大腿根（仰卧做时手的位置不限）。右手从心口窝左下方揉起，经过脐下小腹向右擦揉，还原到原来的位置算是一次，共揉35次。然后右手叉腰或放在右大腿根，左手再揉擦35次，揉法以上面相同。只方向相反，揉腹的力度要轻一些。

女性揉腹功的做法是：手掌搓热，左手叉腰（拇指在前，四指在后），右手掌心由心口窝处，向左下方旋转，旋转一周为一次，可揉转35次。然后右手叉腰，左手掌心自肚脐处，向右下方旋转，经过小腹（耻骨边缘）回归到原来的位置为1次。也揉转35次，左右手揉转的部位不同：右手揉转于肚脐上方和心口窝下方之间，转起的地方从左下方开始。而左手则揉转于肚脐下方和小腹一带。转起方向由右下方开始。女性长时间练习此功，可以增强脏腑功能，调经聚气，有助于消化。

第八段：搓脚心

双手合十搓热，然后用手掌搓脚心80次。脚心就是涌泉穴的位置，属于足少阴肾经。此经起于脚心，止于胸上部，是引导浊气下降的地方，所以搓脚心能够导引肾脏虚火及上身浊气下降，并能明目疏肝。洗脚之后可以搓一搓脚心，效果更好。

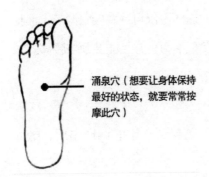

涌泉穴（想要让身体保持最好的状态，就要常常按摩此穴）

大家在练习床上八段锦的时候，既可以坐在床上，也能坐在椅子上进行，还可以躺着做。不过，在躺着活动的时候，与头部有关的动作最好是仰头来做。而搓脚心的动作，应该穿上衣服再做，搓腰眼的动作可以采取侧卧的姿势轮流进行。呼吸的时候，可以选择自然腹式呼吸法。谷老建议，这套动作最好是裸身运动，或者上肢、四肢裸露，这样不仅能起到按摩的作用，还能起到空气浴的作用。当然，具体的还应该根据自身的实际情况而定，不可强求，否则若引发风寒感冒，对身体反而不利。

李凤山——平甩功：动静合一，自然集中

甩手功的种类非常多，现在为大家介绍一下李凤山先生的平甩功，这套养生功，是老先生结合达摩之易筋经和张三丰之太极的养生精华而形成的，设计出符合现代人的简易养生功法。李凤山认为，平甩功可能让气血达入四肢末梢，将身体的不浊之气排出体外。而且基于十指连心的道理，气血还会重新循环到五脏六腑，使全身气脉畅通，舒展筋骨，使全身灵活、有弹性。

这个功法简单易操作，现在就给大家介绍一下平甩功！

1. 两脚分开距离与肩同宽，气定神闲。轻缓的将双手抬起来，掌心向下，平举至胸前。

2. 两手自然向后甩动，保持身体轻松，不要过多用力。

3. 当甩到第五下的时候，可以轻微蹲下，继续甩手。往下蹲的时候，双手是从体前甩到了体后，要起身的时候可以从体后甩到体前。

4. 收功的时候，双手可以自然地停摆，眼睛微闭，调整呼吸。

5. 练完之后，可以喝一杯开水，更有助气血循环、气机稳定。

在练习这套功法的时候，不要越甩越快，可以心中默默念着 1、2、3、4、5，然后到了第五下的时候，慢慢屈膝。甩手的时候，双手在身前身体应该要保持正直，高度不宜超过肩膀。蹲下的高度根据自身情况而定，可选择高蹲或低蹲。

对于初次练习者，练完平甩功，可能会出现酸、痛、麻、痒、胀这五种排毒效的感觉。

李凤山先生认为，如果腰部、关节、颈部、背部、手或胳臂产生酸的现象，可能是因为平常劳累所导致，通过平甩这种方法可以将疲劳甩掉。如果出现了痛感。可能是身体因为积劳太多以至于身体的某些部位不通或是全部不通。如果感觉该部位非常的麻，有两种原因：一是气在打通的过程中，遇到了阻碍，疏通的过程就会感觉酸麻的感觉；另外也有可能是气在某一个部位，感觉好像那里空了一块，这种现象是非常危险的，因为气血若是过不去，极可能变成瘀血。在练习平甩功的时候，甚至有时候会感觉非常的痒，这是气到了的原因，表示我们的练习起到了作用。最后一种感觉是胀，这种胀的感觉会在身体的末梢出现。表示回流不好，通过坚持不断地平甩，会改善这种现象。

平甩功应该练习多长时间适合呢？每次最好练习半小时，大约是 500下的甩手。其实，平甩功的功效与练习时间长短有很大的关系，据李凤山先生介绍，平甩的第一个 10 分钟可以促进全身气血的循环，第二个 10 分钟则会进入到身体过度劳累的地方，到了第三个 10 分钟，就会对病灶部位起到调整作用。

练习平甩功并不需要太大的空间，因此大家非常方便地进行练习，有些上班族不能站立练习，或者年老体衰者，也能采用坐位平甩的方法。

第八章

排毒解毒：避免体内『生锈』和积毒

想要排毒，首先通便

现代都市人的生活节奏越来越快，人们都在为自己的生活不停地奔波劳碌，十个人里面就有八个是便秘的。如果便秘的时间过长，不仅影响我们的生活，还可能造成肥胖呢！

排便不顺，肚子非常大，明明自己没吃多少，总觉得肚子胀胀的，腰部好像有一个"游泳圈"，体重也是越来越重。注意，这可能是你没有找到令你真正肥胖的原因。体内有很多多余的废物不能排出体外，会造成小腹经常性微凸，粪便蓄积在肠道中内不仅会损害身体健康，体型也越来越臃肿，久而久之就成为我们健康的大敌……

因此，若是我们可以做到"昨日进，今日出"，才能让我们神清气爽，身体就会非常轻松！

哪些人属于便秘人群呢？便秘是指大便的量少而且干、硬，通常是一周排便的次数少于三次。便秘的人经常会感到排便困难且腹部疼痛，还有一些副作用：感觉腹部胀气，不舒而且行动懒散。

每个人排便的习惯都是不一样的，一般而言，若排便次数少于三次，排便时需费力才能排出一些颗粒状，或较硬的大便，或排便之后仍然干涩，就可能有"便秘"的问题了。

医学上面并没有"宿便"这个名词，但绝大多数会定义为残留在大肠内而没有排除干净的粪便，都是因便秘引起的。最理想的状态，就是前一天所摄取的食物，隔天就排出体外，排便次数以一天 1～2 次最好。

每天早晨空腹的时候，可以先喝一大杯水（最好是温水，能增强肠胃的蠕动），也可在里面放一些盐（这样可以引起胃与肠的反应，促成粪便软化）。一旦养成习惯，每天早晨喝完以后就会有便意。1. 早晨起床之后，以手指轻压腹部，并以顺时针的方向按摩腹部。2. 轻压约 1 分钟后，然后按照逆时针的方向按摩腹部。3. 等到肠内蠕动较为活跃以后，排便自然变得顺畅。早餐：增加纤维补充从早餐就应该摄取足够的纤维质，水果生菜沙拉是最好的选择。早餐之后就能有便意产生，当便意来的时候就应该抓住机会，以免拖延之后便意消除，从而导致粪便干硬而形成便秘。午餐：平衡膳食少喝甜度高的饮料、少吃油腻食物。午餐后：补充乳酸菌可以喝酸奶或是含乳酸菌饮料以增加益生菌数量，或者可以多喝含乳酸菌的饮料，都有利于第二天的排便顺畅。每天要补充充足的水分，能避免粪便过于坚硬而无法排出。晚餐后：消耗身体的热量养成每天运动的习惯，因为通过身体活动能够帮助肠道蠕动。洗澡后：调理情绪人们晚上的情绪会相对平稳一些，心情会轻松一些，此时可以培养自己的排便情绪，给身体第二次"放松"的机会。

若你总是吃得多而排得少，表示你的吸收功能好但排泄功能却不好，也是造成肥胖的重要因素。此外，也极可能是因为肠道的蠕动功能差，所以应该多吃一些促进肠胃蠕动的食物，像是纤维质、胶质含量丰富的食物。另外，很多女生因为担心肥胖而不吃油腻的食物，医师也提醒，油脂能润滑肠道，助于排便，因此，适量摄取油脂类食物还是有一定作用的。

也有一些人用辅助食品来缓解便秘，像是酵素、藻类、益生菌等。不过要注意的是，这些食物只能是暂时的维系，不能长期食用，以免造成习惯性依赖症，从而导致便秘的恶性循环。

高纤维食物：纤维质可以增强粪便体积，帮助肠胃蠕动，刺激排便，建议每天多摄取一些蔬菜、水果，及其他高纤维食物，如五谷米、糙米、番薯、南瓜、香蕉、薏仁、木瓜、柳丁、竹笋、柑橘类、木耳等。酵素：生食的蔬果谷芽当中含有酵素，能将各种营养素转化为有利于身体的营养物质，有利代谢。益生菌：对于便秘症状极为严重者、排气有味臭者，可以摄取一些生物菌改善体内细菌状态。

多喝决明子，清肝明目，润肠通便

相传在古代，医家都用决明子来清肝火、降血压、去风湿等，决明子泡水的功效是显而易见的，很多的中草药都可以泡水喝，泡水喝不仅方便快捷，而且能合理掌握药的剂量，用决明子泡水也是功效明显，所以大家不妨试一试。

决明子是一种中药材，具有祛风湿、清肝火、益肾明目等功能。除了可以制成中成药，决明子之中富含多种维生素和氨基酸、碳水化合物、脂肪等，近几年因其保健功效得到人们的重视。坚持服用决明子，也能润肠通便。用决明子做的茶，是夏天最佳的饮品。

决明子具有多种功效，它可以治疗高血压，可以选取适量的决明子，炒黄之后捣成粉末，加糖以后以开水送服，一次 3 克，每日 3 次；或用决明子 15 克、夏枯草 9 克一起用水煎服。

决明子还可以治疗高脂血症，可取决明子、赤芍 12 克，泽泻各 15 克，山楂、灵芝各 9 克，每日 1 剂，分两次用水送服；或者选取决明子 30 克，葛根、生山楂各 20 克，水煎服。

治疗便秘或习惯性便秘，可以用炒决明子 15 克，冰糖 10 克，以沸水冲泡做茶饮，每日 1 剂，每剂泡 3 次；或者以炒熟粉碎的炒决明子 15 克水煎 10 分钟左右，兑入 30 克蜂蜜并搅匀，早晚各一剂。

对于习惯性的便秘，可以单味炒决明子或已打碎的决明子 15 克，泡茶饮用，一直到茶水无色。对于阴虚血少者，可以往里面放枸杞子 9 克、生地、杭白菊各 5 克一同泡服；若身体有气虚的症状，宜加生晒参 3 克同泡服。常饮用决明茶，不仅能有助于排便，还能起到降压、名目、调脂等保健功能。但是需要注意的是，气虚严重及便溏者不适合服用这个方剂。

决明子茶的配方

决明子蜂蜜饮：炒决明子 15 克，蜂蜜 30 克。

步骤：先将决明子捣碎，加水 400 毫升煎煮 10 分钟，兑入蜂蜜搅匀后服用，早晚两次，具有通便润肠的作用，可治疗前列腺增生兼习惯性便秘。

决明子茶：用单味炒决明子或者是已打碎的决明子 15 克，直接用来泡茶饮用，直至茶水没有颜色。饮用决明子茶不仅能够润肠通便，还有降压明目，调脂等保健功能 . 对于一些阴虚血少的人，可以往茶中放入枸杞子 9 克，生地、杭白菊各 5 克一同泡服；若是出现气虚的症状，宜加西洋参 3 克同泡服。需要提醒的是：气虚严重者及大便溏泻者不适合用用此方，孕妇不可服用决明子茶。

决明子绿茶饮：决明子，绿茶各 5 克。将决明子用小火炒至香气溢出的时候取出来，晾凉，再与绿茶放在一起以沸水冲泡饮用。功效：降脂降压，降脂平肝，明目益睛、润肠通便。此茶最好不要在晚上饮用。提醒：炒时有了香气就可以了，不可炒煳，脾胃虚寒，气血不足者不适合服用。

杞菊决明子茶：决明子 30 克，枸杞子 15 克，菊花 6 克，决明子 30 克。将枸杞子、菊花、决明子一同放入沸水中冲泡，闷上一刻钟就可以了。功效：养阴明目，清肝泻火，降压降脂。

不同血型可以选择不同的排毒食物

根据研究发现，不同血型的人，吃进同样的食物，其排毒效果是不相同的，那么我们应该如何选择呢，不妨看一看以下的分类吧！

1.A 型血的人：**警惕心脑血管疾病**

A 型血的人消化器官很容易产生疾病。比如呕吐、食欲不振、胀肚、身体消瘦、大便出血等症状，不容小觑。另一个就是心脑血管，发生脑梗死和心脏病的概率会比较大。

A 型血的人应该多吃些素食，少吃蛋、奶一类的食物，用煎、炸、炒等方式制作的食物也要少吃，因为这些食物会在一定程度上加重肠胃的负担，并且还会影响人体的血液循环，不利于身体健康。

A 型血的人应该多吃一些蔬菜和水果，以及坚果类食品，比如核桃、花生等。另外，A 型血的人的主食最好选择粗粮，在食用油上最好选择椰子油或橄榄油。

2. B 型血的人：少吃鸡肉

B 型血的人患关节炎、结核病、口腔癌、痢疾、乳腺癌和白血病的概率比较大。所以，B 型血的人也应该多吃一些蔬菜。适合吃的蔬菜有：青椒、胡萝卜、花椰菜、西芹等。适合吃的水果有：葡萄、苹果、香蕉、菠萝、木瓜等。和 A 型血的人相比，B 型血的人在水果以及各种谷物的摄入量上也可以相应的少一些，大约也是十分之一。除此之外，还要多吃一些根茎类的食物，比如萝卜、红薯、笋类、土豆、藕等。

在食用油的选择上，不要长时间用一种油，最好是经常换样，像橄榄油和亚麻油等都是比较合适的油。另外，B 型血的人有一点也要特别注意，就是常喝羊奶要比喝牛奶要好。在一些常见的肉类里，最不适宜 B 型血的人吃的是鸡肉，可以多吃一些羊肉。

3. AB 型血的人：你的消化系统很敏感

AB 型血的人消化系统比较敏感和脆弱，也较容易患糖尿病、肝炎、精神分裂症和呼吸道疾病等。吃饭要讲究少吃多餐，豆腐、蔬菜和奶制品等都很适合他们食用。

AB 型血的人应该多吃一些杂粮，在水果的摄入量上相比前两类血型的人可以少些。需要注意的是，这类人不适合食用太多炒制的菜，尤其是贝类和虾蟹类食品要少吃。

4. O 型血的人：适合多做运动

O 型血在血型可中以说是最古老的一种血型，他们的消化系统比较脆弱，在人类长期的进化过程中，O 型血的人虽然已经适应了高蛋白的食物，但还是很容易患胃炎等疾病。

由于 O 型血的人的免疫系统和自愈系统很需要获得营养，所以他们平时可以多吃些肉类，如果只是吃素的话，时间一长，免疫系统和自愈系统就会缺乏营养，营养不良以后身体就会出现状况，引起疾病。

O型血的人有一项"特殊功能"，就是可以很好地将蔬菜在体内进行消化吸收，所以他们可以多吃一些蔬菜，在总的进食量中，蔬菜的食用量应该占到四分之三左右，剩下的就应该吃一些肉类、奶类，以及五谷杂粮等。

垃圾食品，长寿路上的一道坎

在人们补充着各种蔬菜、水果、奶类、肉类等健康食品的同时，往往会忽略掉与它们相对的另一种食品，即那些被称为"垃圾食品"的不健康食品。这些食品虽然看上去很诱人，但是除了可以提供大量的热量以外，营养价值却是少得可怜。不仅如此，一些食品中还含有潜在危险，经常大量食用的话很容易引起一些疾病。

随着人们生活水平的提高，现如今人们的饮食也在发生着翻天覆地的变化，各种食品应有尽有，占据着人们的视线。尤其是随着生活节奏的加快，快餐食品、速冻食品、碳酸饮料等都越来越渗入到人们的生活中来，影响改变着人们的生活。

关于世界上的垃圾食品种类，世界卫生组织给出了答案，它们是油炸类食品、碳酸饮料、腌制类食品、方便类食品、加工类肉食品、罐头类食品、饼干类食品、蜜饯类食品、烧烤类食品和冷冻甜品类食品等。

1. 油炸类食品：致病的明矾

明矾作为一种含有铝元素的无机物，被饮食行业广泛运用在各种油炸食物之中。铝元素被人体吸收后会对大脑起到一定的伤害作用，会使人记忆力减退。油炸食品的口感很好，但却很容易引起心血管疾病。食物经过高温油炸之后，不仅维生素会被破坏掉，而且会产生致癌物质。食物如果被油浸透，对身体的伤害也是极大的。

中国人有早晨吃油条，喝豆浆的习惯。最近这几年，一些西式的快餐店也越来越受欢迎，成为人们生活中最常见的饮食消费渠道，尤其是受到了广大年轻人的喜爱。但是，在快餐食品中最常见的薯条和炸鸡块等食品中，明矾的含量很大，甚至超标。

2. 腌制类食品：可怕的亚硝酸盐

虽然每天补充些食用盐对于人体的心血管是有很大的好处，但是如果食用过量，那么便会对心血管产生很大的危害。腌制类食品在腌制的过程中，会产生对人体有严重危害的亚硝酸盐。亚硝酸盐在进入了人体后，会形成另一种具有致癌危险的物质。

3. 饼干和糖果类食品：高糖，高热

由于这类食品的味道很好，外观又很诱人，所以儿童往往很喜欢。但是这些食品也不像表面看上去的那么健康美味，这类食品在生产的过程中往往会添加过量的食用香精和色素，人在进食这些添加剂之后，很容易引起肝脏的负担。不仅如此，由于这类食品的含糖量比较高，所以经常吃的话很容易导致糖尿病。

相比那些外表美观诱人但使用添加剂过量的饼干而言，全麦饼干则是一种比较好的饼干，可以给儿童多吃一些。

4. 碳酸饮料：偷走你的钙

现在很多年轻人都喜欢喝饮料，需要注意的是，处于生长发育期的儿

童一定不要多喝。这是因为饮料中的碳酸会将人的骨骼和牙齿里的钙质溶解掉，造成身体的钙流失。另外，现在很多的碳酸饮料为了增加色泽和口感，生产厂家会添加很多的色素和香精，这就会导致饮料里的糖分增加，长时间喝的话容易引起糖尿病。

5. 方便类食品：方便而没有营养

对于经常熬夜以及长途旅行的人来说，方便面似乎成了家常便饭，调料种类多样，口感不错，人们很喜欢。不过这种食品也只是可以给人填饱肚子而已，并没有什么营养价值。而且里面含有的防腐剂和盐等都过量，长时间吃的话可能会引起肝脏功能的不正常，影响人的健康。

肉不可过量，有损寿命

可能大家对于"自体中毒"这个词汇非常的陌生，但是有一些人却每天都面临着这种情况。"自体中毒"是指因为消化不良引起的排泄不畅，导致被自身产生的毒素所"毒害"；而引起"自体中毒"之中有一个较为重要的原因，就是偏好肉食。

根据一些科学家的研究发现，素食者或偏好素食的人的寿命平均要比肉食者要更长。爱斯基摩人以肉作为主食，但平均寿命只有 27.5 岁；东俄的吉尔斯人也是肉作为主要食品，个体普遍早熟，极少有人的寿命超过 40 周岁。相比之下，巴基斯坦的杭瑞、墨西哥的欧托米等非肉食民族，不仅身体健康、充满活力，而且大多数都非常长寿，不少人的寿命达百岁。

同样，世界健康资料经过统计表明：肉类消耗量多的国家，患病的比率都是非常高的，比如心脏病、癌症；而推崇素食的国家，这类疾病却是很少发生的。

肉食者容易患上疾病：

1. 中毒：根据《大英百科全书》的记载，动物尸体之中的有毒物质，包括尿酸及有毒的排泄物会在血液和机体组织当中有一个停留期。动物被屠宰30分钟之后，停止血液循环，机体之中的酵素就会腐蚀身体内的细胞组织，冷藏或加防腐剂可以降低机体的腐化程度，而不能阻止机体继续腐败。有些动物因为没有采用正确的屠宰方式，导致动物临死前极度恐惧，这让动物的毒素遍布全身各处。

2. 化学污染：很多的肉类食品加工厂在制作的过程中会添加抗氧化剂、各种防腐剂、色素、香料等，以增加色泽和口感，但是这里面有很多的有害物质。其次，饲养工厂在牲畜成长时会添加很多的化学药物以及饲料，促使牲畜早熟，这些物质不仅会导致动物病变、畸形生长，其残留物被人体吸收后也会影响身体健康。

3. 动物疾病：动物也可能引发多种疾病，而这些病都是非常难以察觉的。美国某地区的一次检查中，竟发现有数万头患有眼癌的牛被屠宰场宰杀。科学家发现，如果将有病的动物肝脏喂鱼，鱼儿也会生病，甚至是死亡。

由于肉食之中含有大量的脂肪、蛋白质，需要较长的消化时间。若是过多吃肉类制品，加重了消化器官的负担，并且造成了脂肪、胆固醇在体内的堆积，沉积于血管壁上，导致血液流通受阻，从而引发了各类心血管病。

吃过多肉类制品还会造成循环系统延缓，极容易造成消化不良或者排泄不畅。体内循环变慢了，老细胞衰老时新细胞没有生成，会导致器官老化、功能衰老。同时，食肉过多，身体大肠内的微生物和致病性细菌也更多，比如卫氏梭菌、肉素杆菌、大肠杆菌、螺纹菌等。如果人体内原有的毒素不能及时排出体外，这些病菌很容易经大肠黏膜进入血液循环，也就是"慢性自体中毒"。

所以建议大家尽量少吃肉类食品，不仅能够预防心脑血管类疾病，而且还能避免毒素在身体内堆积，造成器官老化、功能减退。

腹式呼吸排毒，不仅仅需运动腹部

腹式呼吸法是当下比较流行的一种减肥运动法。可能大家认为，练习腹式呼吸法，主要的目的是减肥。但是大家可能不知道，腹式呼吸不仅可以消耗我们的脂肪，还能排出人体的毒素。

现在我们谈论一下腹式呼吸减肥法的原理：腹式呼吸，就是收紧腹横肌，长期坚持就能减掉身上多余的赘肉。在瑜伽减肥中就特别提倡腹式呼吸法，主要是因为瑜伽呼吸法如腹式、胸式呼吸法可令人体脑部神经对人摄取食物欲望的控制，以防食用过多食物，特别是那些油腻以及油类脂肪多的肉类食物，由此能起到减肥的效果。所以，减肥需要改变我们的呼吸方式：即开始在每天的上午以及晚上各花 30 分钟在腹式呼吸上（吸气的时候有突起的感觉，呼气的时候肚子是扁的），不要刻意的进行呼与吸，就是与平时呼吸的方式要调整一下。慢慢形成了习惯，这样肚子与腰上多余的脂肪就慢慢地消失了。如何做到基本的腹式呼吸腹式呼吸的方法其实并不困难，当我们吸气时，肚皮胀起、呼气时，肚皮缩紧，呼吸时不要将胸腔打开，通过腹腔吸气，吸气的时候感受腹腔向内和向上提收，充分吸气后在充分呼出。虽然最初的时候有一些不习惯，时间一长也就好了，有助于刺激肠胃蠕动、有助于机体内废物排出，另一方面也能让气机顺畅，增加肺活量。

腹式呼吸的减肥方法：

1. 平躺腹式呼吸

（1）脸朝着天花板平躺着，双腿屈膝并拢，从鼻子中深深地吸进去，让腹部最大限度地膨胀，双手放在腹部两侧，同时给腹横肌部加重负担。（2）从嘴巴呼气，让腹部最大限度的凹下去，重复这个动作 3 回即可。

2. 收紧骨盆底肌肉

（1）两腿微屈跪地，脚掌朝向后方，脚趾弯曲撑地，此时尽量挺直上身保持与地面垂直，两手扶在腹部左右两侧，适度将胸廓打开，从鼻子吸气，收紧臀部施力，让腹部得到最大的膨胀，并且随着吸气带动全身力气，大腿内侧也要进一步收缩。

（2）把气呼出来，收紧骨盆底肌肉，令腹部肌肉凹陷，同样反复 4 回。

3. 站立

扶着床沿站着，左手举高扶着扶手，右手下垂，全身站直，骨盆立起来，右脚往右侧踮出一步，尽量让脚跟离地，上身尽量往右靠一靠，令右侧腰的肌肉受力 10 秒钟，然后换到左边。

4. 腿部肌肉拉伸

坐着呼吸并且尽量让两腿并拢，腿成 90° 角，背部尽量往上挺直，骨盆不要放松，向上牵引立起来，两手放在大腿上。吸气尽量把气全呼出来，令腹部收紧，整套动作持续 10 秒钟。

5. 家居毛巾动作

（1）两脚分开距离与肩同宽，骨盆立起来，上身尽量上挺，手臂往上举高，两只手握着手绢的两端，上臂刚好夹着耳朵。

（2）上身垂直向上踮起双脚，脚跟尽量离地，双手将手绢进一步举高，令全身往上拉伸，保持该姿势 4 秒钟左右，脚跟落地，反复进行 30 次，休息 30 秒，可以再做 20 次。

6. 站立呼吸减肥操

（1）双腿自然并拢，身体保持直立姿势，双手自然放下，手掌自然放在大腿外侧位置，抬头平视前方，用力吸气再吐气，重复该动作 20 次。

（2）身体挺直站立，两腿自然并拢，双手自然平放，手掌放在两边的大腿外侧位置，头部尽量向地下看，肩膀放松，含胸拔背，用力吸气再吐气，反复重复该动作 20 次。

7. 椅子呼吸减肥

（1）双腿并拢，端坐在椅子上，双脚着地，双手平放在椅子上，上身挺直，头部抬起平视前方，用力吸气再吐气，反复重复该动作 20 次。

（2）在以上所讲的动作中，头部稍微低下看地的，用力吸气再吐气，反复重复该动作 20 次。让腹式呼吸更能见到实感的技巧：可以留意腰围的变化，测量的时间也很有讲究：

测量吸气时的最大膨胀尺寸，呼气时腹部最大限度凹陷尺寸。这样就能知道锻炼腹部肌肉的作用。腹部膨胀和凹陷直接的腹围差一般在 5～8 厘米左右，如果一开始没有在这个范围内，证明腹部肌肉的力量过弱，通过锻炼以后能够在该范围之内，证明锻炼换来成效了哦！

适当进行运动，有效排除毒素

早上起床之后脸上呈现出浮肿症状，或者是早晨不吃饭、整天对着电脑、长期待在装有空调的室内，手脚发凉、爱吃冷饮冰淇淋、肠胃功能不适并常感觉头晕……那么，此时就应该排毒了！

炎热的夏季，我们身体内的毒素也在不断地堆积，使你身体浮肿、脸部出现色斑、痘痘等问题，面对这些问题，我们不仅要学会食疗排毒，还应该学会运动排毒，这些对老年人而言尤为重要。

在排毒的活动中，我们也应该注重身边的细节，这些细节有利于将毒素排出体外。

1. 让血液循环顺畅、注重生活中的一点一滴

只有加快了血液循环，才能加速新陈代谢，助于将有毒物质排出体外。假如我们长期食用高热、高脂肪的食物，血液中的胆固醇以及糖分就会明显提高，血液会处于黏稠状态，从而引起血流不畅，为毒素的堆积提供了环境。若是希望身体中的血液流动起来，使自己身体轻盈，那么就应该注意饮食的健康，注重绿色饮食，改善生活习惯，可以用热水泡脚、保证充足的睡眠、养成每天进行舒展运动的生活习惯。

2. 练习舒展运动，通过穴位按摩排出毒素

我们应该行动起来，保持舒展柔软的身体，保持体内充足的含氧量以及热量，这样有助于新陈代谢的加速，让毒素快速代谢掉，提升身体免疫

力，增强自身抵抗力！

（1）呼吸。身体自然直立、挺胸收腹、挺直腰背，进行缓慢呼吸动作，采用 6 秒吸气、12 秒呼气的频率的方式进行呼吸。

（2）舒展运动。先将两臂举过头顶，双手交叉，让整个身体有向上伸展的感觉，持续该动作 5 秒钟，呼吸保持匀速；身体向两侧交替伸展，不断重复该动作 20 次，舒展手臂，拉伸腰部肌肉。直立，两腿自然并拢，身体逐渐向腿部进行闭拢，促使两手尽量与地面接触，重复动作 20 次，拉伸舒展肌肉。自然跪落，膝盖与地面成垂直，上半身向膝盖靠拢，双臂向前张开，舒展背部肌肉。

（3）小腿按摩。对小腿肚部位进行按摩，两只手交替按摩由脚踝至膝盖，从下至上按摩，双腿交替，反复按摩 10 次。按摩时可以配合按摩霜或精油，效果更加明显！

3. 均衡膳食，让肠胃更轻松

对于我们而言，早餐非常的重要。清晨，我们的身体特别需要补充糖分、蛋白质、维生素。早餐必须掌握营养均衡，就要按照一定比例摄取这三类食物，从而起到排毒的效果。

三餐应该合理控制，早餐适宜选择面包类松软的食物，增加糖分的补充，保持清醒的大脑；午餐可以适当摄取蛋白质含量丰富的鱼肉类；晚餐应该多吃一些新鲜蔬菜。这样，一整天身体都处于充足的血液循环的状态！

切忌，夏季虽然非常热，但是每天不要吃过多的冷饮，这样会引起肠胃不适、咳嗽、腹泻等病症。因此，需要对冷饮的摄入量控制，每天不要吃太多冰凉的食物。

推荐有排毒作用的食物：

薏米：薏米性味甘淡微寒，能起到健脾去湿、利水消肿、清热排脓、舒筋除痹等功效，是非常常见的利水渗湿药。薏仁有时也是一种具有美容功效的食品，经常食用不仅可以保持光泽细腻，消除斑雀、老年斑、粉刺、妊娠斑、蝴蝶斑，对痤疮、皲裂、皮肤粗糙等症状也有良好的效果。芋头：芋头之中有一种非常特殊的黏液，被人体吸收后之后可以形成一种免疫球蛋白，有效提高我们的免疫力。芹菜：芹菜当中钾元素的含量非常丰富，可以醒脑利尿、清凉解毒，而且还能起到瘦脸的功效！芦笋：芦笋的主要作用就是利尿，将身体中多余的水分排出体外，有利于排毒。

上班族切记，不良情绪也是一种毒素

人是有感情的动物，人有七种情绪：喜、怒、忧、思、悲、惊、恐，在《内经》将此七情与人体五脏活动一一对应，指出："心志为喜，肝志为怒，肺志为忧，脾志为思，肺志为悲，肾志为恐，肝志为惊。"在正常情况下，七情的活动变化是人体对外界刺激和体内刺激的保护性反应，对于人的生理功能起到一定的协调作用，不会致病。

心在脏腑功能活动之中处于主导地位，"主明则下安，主不明则十二官"，如果心神一旦出现问题，就会造成五脏功能紊乱，失去统摄，也就会出现"怒伤肝，喜伤心，忧伤肺，思伤脾，恐伤肾"的情况。

在《内经》中认为，人的形体运动，受到精神意识的支配，只有精神状态与形体功能密切配合，生命活动才能符合应有的规律。在同样恶劣的环境条件下，精神意志坚定的人，身心遭受的损害程度也会比精神意志薄弱的人要轻很多。

现代医学研究表明，冠心病、高血压、癌症、甲亢、溃疡、神经官能症、偏头痛、糖尿病都与心理因素有密切的关系，而其中最主要的因素就是情绪不良。生理和心理学研究认为，一切顽固的忧愁和焦虑，都能被称之为不良情绪，这种情绪强烈、长期存在，足能够给疾病以可乘之机。美国因为情绪患上疾病的人，占门诊病人的76%，说明情绪对人体健康的重要性。

《内经》将不良情绪对于人体健康的影响可以分为四个方面，分别是：

1. 精血亏损：如果过多思虑就会损害精血，又影响食欲，以致气血生化不足；或者恐惧太过，五脏所藏之阴精失去统摄，耗散不止。

2. 阴阳失调：阴阳协调，是维持生命活动的基础，在《内经》认为，不良情绪就会损阴伤阳，"阴阳离决，精气乃绝"。

3. 损伤脏腑功能：如果过多思虑就会影响脾的消化功能，悲忧过度也会影响脾脏功能，导致食欲不振、脘腹胀满。

4. 影响气机：气机是气运动的根本形式，人体脏腑经络气血津液的功能活动及相互联系，都是依赖气机的升降出入，气机郁滞则运行不畅，因此许多疾病的发生都与不良情绪刺激引起的气机失常有关。

美国的医学家提出，有四种压力都会导致气机的失常，分别是：结构压力、生物化学压力、电磁压力、精神或情感压力。其中前三种都来源于外界，只有精神压力源自于我们自身。传统中医学很早就已经观察到了情绪对健康的影响，情绪波动太大，或持续的时间过长，都会引发疾病。

现代人由于巨大的工作压力，生活负担也非常的巨大，许多人长期处于负面的精神压力之中。这会造成消化不良、营养不良、高血压、心动过速以及工作效率下降。

同时，消化不良时，营养物质在身体内停滞的时间过长，容易转为垃圾而留存身体内，造成身体负担。

所以，大家要想将体内的毒素排出体外，就应该合理调理情绪。不要让坏脾气影响自己，愉快地度过每一天。

排毒——身体毒素是衰老之源

现代的女性除了忙于工作之外，还要照顾好家庭，所以并没有太多的时间来进行保养，有的女人明明很年轻，但是却被工作和生活"折磨"的疲惫不堪，面色很差，还伴有失眠多梦、记忆力下降、皱纹增多、便秘等症状。

其实，造成女性不美丽的最大元凶就是毒素。我们在呼吸空气、喝水、吃饭的同时，也摄入了多多少少的毒素；再加上生活和工作压力很大，休息的不充分，就导致了女性的内分泌失调、气血不通，体内积存的一些毒素会进入到人体的各个器官。虽然在一定时期内我们的身体并没有感觉到有多大的不适，可是随着毒素越来越多，新陈代谢系统效率降低，从而导致毒素长时间的沉积在体内不能外排，影响健康。

体内的毒素会到处游走，不断侵扰着我们的身体，影响人体健康，加速人体的衰老。

正是意识到毒素对我们身体的影响，现在"排毒"才成为众多女性关心的话题。其实，生活中存在着很多健康安全的排毒方法，只要你留心，容光焕发其实很简单。

人们常说要"排毒养颜"，为什么体内的毒素会影响到人的容颜呢？从中医观点来看，这和胃经在头面部的循行路线有着一定的关系。人体内的"毒"很大一部分是由于人们吃进去的食物和药物导致的，"毒"从口入，进入体内以后很难顺利排出体外。时间久了，毒素就会在胃肠中积累下来。中医认为"有诸内必形诸外"，胃肠功能的紊乱会向上反映，这样人的面部就会出现暗斑或者痤疮等问题，影响容貌。

另外，大肠与肺的功能有一定的联系，当"毒"影响到大肠之气的运行时，肺的功能也会得到影响，又由于肺影响着人的肌肤和体表，所以肺气受郁，脸部就会出现痤疮、暗斑等问题。

一些女性在吃完买来的排毒类的药物之后总去厕所，人是瘦了，可看上去就像是刚生过一场大病。人们的初衷是想排毒，可现在产品的质量参差不齐，很难保证在排毒的同时不会吃进其他的"毒"。和药物比起来，中医的经络排毒法就显得安全可靠多了。下面就讲一种通胃经的排毒按摩方法。

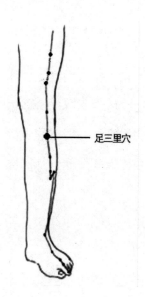

足三里穴

屈膝坐在凳子或沙发上，用手沿着髌骨的方向向下按，很容易找到胫骨。在胫骨处向小腿外侧部分距离有一个中指宽的位置，是足阳明胃经的循行线。在这条线上，膝盖外侧有一个凹陷的地方，这个地方叫作犊鼻穴，从犊鼻穴向下除去大拇指外四个手指并拢的距离是足三里穴，从足三里穴继续往下等距离的位置是上巨虚穴。上巨虚穴的下方一掌处是下巨虚穴。按摩的时候，沿着胃经在小腿的循行线，从足三里穴到下巨虚穴依次按摩，当碰到有酸痛的地方时，要多停留一会儿，用力按下 10 秒后，放松一下力量，再揉上 1 分钟左右。之后继续沿着经络向下点按。如此反复操作 20 次，就可以换另一条腿继续按摩了。

这种按摩方法很简单，而且也不要求按摩的时间和具体的次数。当工作累了或者清闲无事的时候都可以进行穴位按摩，能够起到排毒养颜、延年益寿的作用，而且没有副作用，很安全。

女人基本上都是喜欢鲜花的，可知道，鲜花不仅美丽，同时也是排毒高手。

1．清热解毒的菊花

菊花有平肝明目、去风清热、解毒消肿的作用，可以治疗风寒发热，眩晕头痛，目赤肿痛等症状。现代研究发现，菊花有"通官窍、利滞气"的作用，这是由于它含有微量龙脑、樟脑和菊油环酮等挥发油的原因。

在喝菊花茶的时候，最好选用透明的玻璃杯，一次不用放太多，四五朵就可以，再用沸水冲泡就行了。如果喝的人比较多，那么可以用透明的茶壶，每次多放一点，倒入沸水浸泡 3 分钟左右，再把茶水倒入杯子里饮用就可以了。

如果想要口感更加甘甜，在喝菊花茶的时候可以在杯中放入几颗冰糖。在菊花茶中加入枸杞子，可以起到护眼明目的效果。对于经常使用电脑的上班族，学习压力大的的学生来说都很合适，常喝菊花茶可以改善眼睛的干涩、疼痛，缓解视力疲劳的情况。

2．活血化瘀的玫瑰花

玫瑰不仅能够表达我们的情谊，还可以活血化瘀，对肝脏与脾脏都有很大的益处。其实早在隋唐时期，玫瑰花的美容功效就已经被认知了。洗浴的时候可以在盆中加一些花瓣，能够润泽肌肤，还可以舒缓紧张的情绪；这是由于玫瑰散发的香气有很强的挥发性，很适合热水沐浴。除了洗浴时用之外，玫瑰泡茶喝味道也很好。

玫瑰花 15 克，气虚的人可以加入 3～5 枚红枣，肾虚的人可以加入枸杞子 15 克。根据个人口味可以加入适量冰糖。

这道茶可以凉血，去除口臭，帮助消化，还可以改善干枯的皮肤，排毒减肥。

3. 顺气活血的茉莉花

茉莉花气味芳香，很受人们喜欢。从中医角度看，茉莉花可以顺气活血、调理气机。茉莉花含有香精油等物质，这些物质可以抑制皮肤色素的形成，还能够活化表皮的细胞。不仅如此，茉莉花的食用效果也不错。晒干一些茉莉花，每次放 5 朵熬粥，不仅能清心明目，还可以使肌肤焕发光彩。下面是茉莉香粥的做法。

准备茉莉花适量，大米 50 克。最好在 6 月取茉莉花若干，晒干以后研磨成粉末备用；取大米 50 克，加水熬成粥，粥熟以后倒入少量茉莉花粉末，根据个人口味加入适量冰糖即可。

需要注意的是，茉莉花性偏温，所以火热内盛、便秘的人要慎食。

4. 让你"面若桃花"的桃花

我们常用"面若桃花"来形容一个人的面色红润。其实，桃花本身具有很好的美容养颜的功效。《神农本草经》中记载，桃花能"令人好颜色"，现代医学研究表明，从桃花中提取的植物激素可以抑制血凝，促进末梢血液循环。

现在向大家介绍一种桃花泡酒的方法：

取桃花 250 克、白芷 30 克，将它们放入 1000 毫升的白酒中密封浸泡一个月，每天早晚各饮一次，一次 30 毫升左右。还可以往手心倒入少量的酒，双手互相搓，等到手心发热的时候揉擦面部。长时间坚持的话可以缓解女性脸上的黄褐斑以及脸色灰暗等问题。

不仅如此，用桃花泡茶或者把它研磨成粉末加蜂蜜制成蜜丸，食之都可以使人体散发出桃花香气。

五味排毒中药：润肠通便一身轻松

如今越来越多的人患有便秘症状，虽然不是什么大病，却让人很烦恼。它可以使粪便堆积在肠道中，产生很多的毒素，这些毒素通过血液循环后会到达人体的其他部位，从而使人体出现皮肤粗糙、月经不调、痛经、痤疮、腹胀腹痛、肥胖、口臭、心情烦躁等症状。

想要摆脱便秘带来的烦恼，可以吃点润肠通便胶囊。这是因为胶囊中含有决明子、当归、桃仁、芦荟和西洋参五味中药，它们可以发挥作用。

1. 决明子

决明子，也叫马蹄子、草决明、千里光等，是豆科草本植物决明或小决明的成熟种子。医学巨著《本草纲目》中说它味苦、甘而性凉。决明子可以治疗大便干燥，促使排便通畅。而用决明子制成的茶不仅可以帮助排便，还具有明目、调脂、降压等多种功效。

2. 当归

当归，始载于《神农本草经》，被列为中品，历代医书都有记载。当归具有活血化瘀、生新的功效，自古以来就是妇科的一味很重要的药材。其实当归除了补血活血以外，还有润肠通便的作用，可以加速食物在肠道内的运行，加快了消化吸收解决了便秘。中医认为，津血同源，当归可以补血，血气充足了，津液得到了补充，肠道就可以变得滋润，所以当归可以用于血虚肠燥导致的便秘。

当归的性属温热，所以不适合一些体质偏热的人服用。另外，当归有活血的作用，所以月经量过多的人在经期一定不要服用；而且当归还会使子宫收缩，所以怀孕期间的女性不能服用。

3. 桃仁

桃仁是桃核里的仁儿，既可以制作成食品，又可以入药。据《食鉴本草》记载："桃仁破血，润大肠。"从中医观点上来看，它性平味甘，可以入心、肝和大肠，能够起到破血行瘀，润燥滑肠的功效。

4. 芦荟

芦荟的功能有很多，既可以医用入药，又可以美容保健，并且还具有排毒养颜和润肠通便的作用，所以很受欢迎。研究发现，芦荟中含有多种植物活性成分及多种氨基酸、维生素、多糖和矿物质成分。其中芦荟素可以使大便变得柔软，并且可以刺激小肠蠕动，从而把肠道里沉积的毒素排出体外。需要注意的是，芦荟用量过多会导致腹泻，所以要把握好用量。

5. 西洋参

西洋参是人参的一种，也叫广东人参、花旗参等。它具有清热生津、益气养阴的功能。可用于便秘者的身体调理，效果不错。

第九章

合理饮食：科学膳食
不可少，阴阳平衡保长寿

白萝卜，食材当中的小人参

我小区里有一位陈大哥非常喜欢京剧，每逢周六、日，他经常在小区的小花园哼唱几句，最近也不知怎么回事，他没有到花园唱京剧。

正思量着，就看到陈大哥迎面走过来，我忙问："你今天怎么没去唱呀？"

"最近得了口腔溃疡，吃药也不见好，肚子总是胀胀的，饭都吃不下，也没唱戏的心思了。"

"这好办，现在市场下来了很多的白萝卜吗？你回去将买回来的白萝卜榨成汁，经常漱口，也能煮一点白萝卜茶喝，生吃也行，几天就能治好胀气。"

"那我这就去煮点吃，以后就不用发愁了。"陈大哥直奔菜市场了。

白萝卜是比较普通的家常蔬菜，它皮薄肉脆，略有辣味，可以生吃，也可熟食，有很大的食疗功效，对人们来说，是既廉价又有效的"保健品"，所以民间就有"萝卜出了地，郎中没生意"的民谚。

从中医的角度来看，白萝卜味甘性凉，能够治疗腹胀积食，是有助消化的良药。现代研究发现，萝卜当中就有粗纤维和淀粉酶，非常有助于消化，对食欲不振的人可以起到开胃的作用。

有的人肠胃功能非常弱，会出现胃胀气难消化的情况，总是采用药物治疗也不好，俗话说"是药三分毒"，长期用药也会伤害其他的脏腑器官。因此，在平时可以多吃一些白萝卜，在改善肠胃功能的同时，还能健胃、助消化，也能降低对其他器官的损害。

但是需要注意的是，并非所有人都适合吃白萝卜，尤其是脾胃虚弱以及溃疡患者。

早晨运动出汗，喝点盐水缓一缓

不少人早晨起来有跑步的习惯，而且运动之后会喝上一杯生理盐水，尤其是在夏季，天气炎热较容易出汗，身体内钠元素也随之流失，人就会有头晕目眩、手足麻木等症状的发生；此时若能喝上一杯淡盐水，可以将身体之内流失的钠元素补充回来，维持人体内酸碱度的平衡，有助于身体正常的代谢。有的人有吃完饭后补充盐水的习惯，喝上一杯淡盐水或者盐水饮料，这样做是不对的，因为这样就会加重我们肾脏的负担，得不偿失，所以补充钠元素应该选择起床之后。

在秋冬之际，天气逐渐开始变得干燥起来，人较容易患上扁桃体炎。当喉咙觉得很不舒服的时候，可以在清晨起床之后，用盐汤进行漱口，能够起到抗菌消炎的作用，预防咽喉肿痛，而且还能有效预防蛀牙。

我们在配置盐水的过程中，也要注意，最好在杯子之中放入适量的盐水，然后掌握好开水的比例，待食盐全部融化，可以往里面放入少量的凉开水，稀释一下，就能直接饮用了。

晚上并不适合饮用盐水。因为一日三餐中的盐已经足够我们身体所需了，如果再喝盐汤，与身体毫无益处，而且这些盐会在肾脏之中积累，让肾脏承受很大的压力，对身体的危害也是很大的。

虽然在晚上我们不能饮用盐水，但爱美的女性朋友在睡觉之前可以用盐水洗脸，这样对清除脸部的油脂作用明显，坚持一段时间，就能除掉粉刺，避免脸部感染，以及面部的痘痘积累，起到美容的效果。

虽然早上喝盐水对身体有一定的益处，但是，盐分摄入过多也会对身体造成危害。因此，喝盐汤时必须要掌握好饮用量，浓度不要过高，只喝一小杯即可，不能多饮贪功。尤其是血压高患者，最好是不饮，以免病情恶化。

醋能治百病，切忌吃错醋

醋是餐桌上比较常见的调味品，不仅是因为众人都对醋味道的迷恋，更加是因为醋对人体有极大的养生功效。醋在中国古代就有着"治百病"之说，被誉为"百药之长"。下面我就为大家介绍一下醋的具体功效有哪些。

1. 消除疲劳

洗澡时，可以在澡盆之中加入少量的醋，沐浴之后让我们肌肉得到放松，消除疲劳，皮肤光洁。也能将身体之内多余的乳酸排出体外，让血管扩张、促进血液循环。

2. 美容护肤

还可以用加过醋的水清洗皮肤，让皮肤从醋中吸收更多的营养成分，从而起到松软皮肤、增强皮肤活力的作用。对于那些皮肤较为粗糙的人而言，可将醋与甘油以 5 ：1 的比例，混合之后涂在脸上，坚持一个月的时间，容颜就会如水般细腻光滑，减少皱纹。在洗脸水中放一小汤匙的醋，洗完之后再用清水清洗，也有美容之效。

3. 告别金鱼眼

上班族如果晚上没有睡好觉或是熬了夜，第二天的眼睛就会红肿，不要担心，我给大家介绍一个非常简便的方法：在适量的牛奶中放入少许白醋调匀，用卫生棉球蘸抹，最好是在眼皮周围反复进行涂抹，用热毛巾盖住面部，每天 10 分钟，让你的眼睛恢复靓丽。

4. 开胃

夏天的闷热让很多人没有胃口进食，吃一些凉爽、带酸味的食物更让人有胃口吃饭。而醋也就是最常用的，如用醋及橄榄油制成热量较低的油醋沙拉酱，海鲜食品可以选择用醋、蒜末辣椒末凉拌，或是用醋腌渍小黄瓜、苦瓜、莲藕，是夏季比较常用的开胃菜肴。营养师建议，让胃口不好的慢性病病人以及胃口不好的老人多吃一些醋，可以调节食欲，增加脾胃的消化功能。

5. 活血散结

临床上，有很多的药物都是经过药物炮制的，能够入肝疏肝，活血散结。如芫花、瓦楞子、荜拔、生铁落、三棱、莪术、代赭石、赤石脂、巴豆等，用醋浸、炒、煮、炙、煅后使用，能够降低或消除药物之中的毒性，改变其性能。

6. 止痒消肿

有一位大夫曾经用斑蝥十枚、米醋 500 克浸之，取汁外涂治神经性皮炎、皮肤瘙痒症。米醋热服可以祛蛔虫。以地榆一两，用醋煎服或失笑散各等分捣成末以醋和饮，是治疗孕妇崩漏的最佳方子。醋可以治疗宿痰，《本草纲目》记载："治噎塞隔气，威灵仙一把，醋蜜各半碗，煎五分服之，吐出宿痰愈。"

7. 杀菌作用

在炎炎夏季，传染性肠道炎比较多，多吃点醋，能够将肠道内的细菌杀灭；若长热疹，可用适量醋和大黄粉调制成糊状，涂于患处，可以消炎止疼，解毒消肿；若患手癣、脚癣、腹癣，最好是在患处涂抹白醋，有一定的疗效；另外，醋还有软化鱼骨刺、解酒、解辣的功能，常食醋，有助于血管软化，对心脑血管疾病患者有益。

8. 防癌抗癌

目前，食醋能防癌抗癌亦经过大量的科学研究得到证明。中国科学院曾对国内各食醋及其主辅原料用原子吸收光谱等方法进行微测定，经过研究证明，醋对很多的细菌具有杀灭作用，能直接抵抗传染病病毒，可以抑制真菌、癌细胞的生长，还能抵御黄曲霉素的入侵，食醋之中具有一种特殊的酶，可以抑制镉和真菌的协同作用以及防止癌症的作用。

另外，食醋中含有丰富的锌、铜、钴、钼等微量元素，也能抗击癌症。

9. 降血压

高血压是一种常见病，让不少人感到头疼，您可以尝试一下"红衣醋花生"。取红衣的花生仁在醋中浸泡，时间为一周，每日睡前可以服用 3 粒，七天为一个疗程，即可回到正常血压。但是此时应该配合正常运动以及饮食。

10. 止经痛

取白芍 100 克加上 15 克的白醋拌匀，用文火炒制微黄，即可食用。它的主要成分有鞣酸质、芍药甘，中医的解释为"苦酸微寒"，能够进入肝经，因此可养血敛阳、止痛柔肝，对于女性血虚萎黄、月经不顺、痛经，女性心情躁闷的肝郁导致的眩晕、头痛、肋痛等症状具有一定的缓解作用。

根据体质选食物

中医将人的体质分为七种：平和质、痰湿质、阳虚质、气虚质、阴虚质、湿热质、阳热质。

1. 平和质

此类人身材较为匀称、健壮有力、精力充沛、目光精神。其养生原则是调和阴阳，畅通气血，促进新陈代谢。在饮食上没有过多禁忌。

2. 痰湿质

此类多腰部脂肪缀满，肢体沉重，调养主要以疏肝理气为主。饮食上宜食具有健胃、行气、活血之物，如玫瑰花、陈皮、山楂、茉莉花等。

3. 阳虚质

此类人比较怕冷，肢体不温，经常会感觉到背部与关节处寒冷。阳虚质的人应以温补脾肾、运动健身为主。应该吃温热类的食物，比如龙眼、荔枝、羊肉等。

4. 气虚质

此类人肌肉松软、四肢倦怠、不喜运动。气虚者治疗上主要以补益肾脾为主，更要慎避风邪。饮食上应该吃平和、偏温之物，如龙眼肉、山药、莲子等。

5. 阴虚质

多为瘦小或为瘦长型身材，此类人最是怕热、手足心热、皮肤偏干或偏油。养生原则是降火养阴、镇静安神，以饮食调理、心神调养为主。饮食上，最不适合吃温燥、香浓、辛辣的食物。宜食清润之物，如梨、葡萄、黄瓜、苦瓜等。

6. 湿热质

此类人肤色多偏黄，有"浊"而不清爽的感觉。调养应该以祛湿健脾、利胆疏肝为主。饮食上应该吃清淡去湿的食物，如绿豆、苦瓜、冬瓜、薏米、海带等。

7. 阳热质

此类人体格壮硕、面色红润、声高气粗。调养上主要以滋阴养阴为主。饮食上宜多食水果蔬菜，尤其是苦瓜、黄瓜、梨、西瓜、苹果、冰糖等。

调理脾胃平和，有效抗衰老

古语有云"民以食为天"，谁都没有办法脱离一日三餐。一个人若是希望自己更加年轻。首先需要做的事情就是不停地摄取营养物质，保证自然界中的能量和营养能够为机体新陈代谢的都能转化为人体所需的能量。不过，需要将其转化为人体所能吸收的气、血、津液才能被人体所利用。

根据传统的养生理论，无非是补先天之精，益后天之气，不过先天之精由禀赋而定。因此对后天之本——脾胃的调养也是后天养生起到决定作用的关键了。如果脾胃不好。不能将我们吃进的食物转化为营养物质，像漏斗一样，吃多少漏多少，食物当中的营养成分不能发挥其功效。所以，要想抗衰老，就必须让我们的脾胃能够充足的吸收营养。

脾胃虚弱的人平时的食欲都较差，有人服用非常苦涩的中药都很困难。他们最好的饮食选择就是喝粥。我所介绍的粥由 4 种宝贝组成——山药、莲子肉、薏米、芡实。

因为芡实的味道有点涩，可以在做粥前，先将食材按照一定的比例调配，再打磨成粉。也可以在里面放上一些白糖。为什么这款粥具有养胃益脾的作用呢？这与这四味药物是密不可分的，现在我们就分析一下这四种原料。

1. 山药

山药，性味甘平，是滋补中气最佳的选择。大医家张锡纯在其医著《医学衷中参西录》总是会提到生山药这味药，它治疗了很多急难杂症。在药店里面都会有炒山药和生山药两种，平时大家可以吃一些熟的山药。

山药滋补脾胃，非常适合脾胃虚弱的老人。针对那些身体素质较差的老人而言，建议不妨可以用山药熬粥喝，经常食用，可以加强脾胃功能。

2. 莲子肉

莲子是莲花（睡莲科植物）的种子，中医认为，它味甘、涩，性平，可以入脾、肾、心经，一直以来都被奉为滋补佳品。在《神农本草经》之中将其列为"佳品"，上面记载其可"补中养神益气力，除百疾。久服轻身耐老，不饥延年"。这里的"气"所指就是脾胃之气。

在大自然之中，莲是非常独特的。大多数的植物都是生长在土里，吸收土中的精气。莲却是生于泥中，既吸收土气，又吸收水气，因此莲全身皆宝，莲子心可以去除心火，荷叶能够降血脂，而莲子肉可以滋补脾胃。一个人的脾胃好了，才能将吃进去的食物转化为津液、气血，人方能身体健康。

莲子皮不易剥除，在这里教给大家一个简便的方法。将莲子洗净后放入开水中，然后放上一些碱面搅拌均匀，稍等片刻后将莲子倒出，然后用力揉搓就能去除莲子皮了。

3. 薏米

薏米像米更像仁，所以不少地区将其称之为薏仁。现在，喜欢吃薏仁的人越来越多，因为其独特的生活环境保证其为绿色健康食品：它喜欢生长在山里或是小河沟旁。

颗粒饱满的薏米清新黏糯，具有极佳的口感。中医上说，薏米能强筋骨、健脾胃、祛风湿、消水肿、清肺热等。尤其是可以祛除湿气。运化水湿是脾的主要功能之一，体内湿气太重就会加重脾的负担，所以薏米的这种祛湿作用能够将脾脏的负担降到最低。

薏米性微寒，所以并不适合单独煮成粥。而且薏米极不容易消化，尤其是老人儿童以及胃寒的人，吃薏米必须合理控制摄入量，不要多吃。

4. 芡实

芡实，性平，味甘，入脾、肾、胃经。芡实也具有很好的益气补中作用，而且还有很强的收敛作用。如果脾胃虚弱，出现慢性泄泻，芡实就是解决问题的高手，不会让气血白白流失。现代研究也证明，芡实之中富含丰富的营养元素以及微量元素，如铁、钙、B族维生素、蛋白质、维生素C、胡萝卜素、粗纤维等，容易消化吸收，是滋补身体最佳的选择。

第十章

科学生活：养成衣食住行
好习惯，天天都走健康路

良好的作息时间，长寿错不了

有一位一百多岁的老寿星，他耳聪目明，走路也很稳健。人们对他的健康体魄既羡慕又好奇，总会忍不住问他长寿的秘诀。这位老寿星每次都是哈哈大笑道："秘诀很简单，只有七个字：头冷、脚暖、八分饱。"这位老寿星的长寿正好印证了"头要冷，脚要暖，肚子里边别太满"这句谚语的神奇功效。

"头要冷"，说的是头部要保持一个比较适当的较低的温度，这样对于刺激头部的血管神经系统和保持大脑清醒都有很大的好处，有利于大脑思考。当头部的温度过高，就会引起一些病症，不利于人体健康。

现在人们的工作压力很大，长时间的工作就会造成大脑的反应迟钝，有晕胀感。那么如何摆脱这种情况，保持大脑的清醒呢？其实很简单，只要用一块毛巾蘸上冷水后敷在脸上就可以了。在冷水的刺激下，人的头脑会很快地清醒过来，心里的烦躁感也会慢慢地退去。不过在天气寒冷的时候要把握好时间，一般敷三分钟左右就可以。在冬天的时候，如果天气特别寒冷，也需要戴帽子等进行适当的保暖。

"脚要暖"，指的是脚应该注意保暖，否则很容易生病。脚是离心脏最远的一个部位，又由于它紧挨着地面，所以身体的热量不太容易到达。当它供血不足，变得冷的时候，就会引起身体上的一些疾病，比如感冒发烧，身体疲劳，睡眠质量不好等。要想保持脚的温暖，最好也是最简单的一个方法就是在睡觉以前用热水泡脚，并且用力地揉搓足心。每天坚持泡脚的话，可以使身体强健，消除掉疲劳感，还可以提高睡眠质量，预防疾病等。"肚子里边别太满"说的是吃饭的时候不要吃得太饱，否则会影响健康。

吃太多的话会引起胃不舒服。人虽然随时都可以进食，但是消化系统却需要适时地休息。当上顿的食物还没来得及消化，这一顿又吃得很饱，这就增加了胃的负担，长时间如此的话胃黏膜很容易遭到破坏，从而引发胃部疾病。

不仅如此，吃得太饱还会造成营养过剩。营养过剩以后身体的一些器官也会受到影响。现在越来越多的糖尿病、肥胖症、高血压等都与吃得太饱有着一定的关系。

那么怎样才可以吃饭适量呢？很简单的一种方法是在饭前适当吃一些水果，水果的营养丰富，而且吃后会有一定的饱腹感，这样再吃饭的时候就不会吃得太多了。另外一种方法是在吃饭的时候放慢速度，也具有很好的效果。

勤一勤，懒就是病

张女士原先是一个工作能力很强的职业女性，除了工作，她也很重视生活，所以一有时间就会和同事一起去打打球、健健身。虽然已经三十多岁了，但她看上去好像只有二十多岁，保养得很好。两年前，由于丈夫的事业逐渐做大，收入越来越好，不需要她工作赚钱了，并且孩子上小学需要有人照顾，所以她就放弃工作，回家做了全职太太。

后来有一天，我在超市里买东西，听到有人叫我的名字，我回过头去看，发现是一位体态臃肿、面色无神的中年妇女。直到她进行自我介绍，我才惊奇地发现她原来是张女士。我感到有些不可思议，只不过两年的时间，她怎么就变成了这个样子，和她过去的样子相比，简直判若两人。

张女士也许从我惊诧的表情中感觉出了什么。她便说起了这两年的变化，自从辞职在家之后，虽然是照顾儿子的学习，但其实所有的事情都是保姆在做，她并没有事情可做，有时候想找朋友聚一聚，但是大家平时都忙于工作，只有周末才有时间。聚到一起后，朋友们也都是在谈工作上的事情，她由于很久没有工作了，所以很少能插上话，觉得很没意思，慢慢地，她和朋友的联系也少了，成了一个真正的宅女。每天就是睡睡觉、看看电视打发时间。因为平时缺少运动，所以她的身体就渐渐地胖了起来，慢慢地她也没有信心减肥了。现在因为身体肥胖，她已经成为三高患者。

所谓的"一勤生百巧，一懒生百病"，就是说我们不能太过清闲，一定要有事情可以做，也就是说我们必须要工作、要劳动、要运动，否则的话，就会引发很多疾病。经常劳动的话对于我们的身体健康很有好处。

首先，劳动可以使身体变得强壮。通过劳动，气血流通的更加顺畅，人体的新陈代谢加快，还可以改善人的精神状态。除了对身体好之外，还可以端正一个人的心态。

其次，劳动可以防止过早衰老。人在上了岁数以后，身体的各个器官也会出现老化的现象。经常参加劳动，可以加强身体营养的供应，从而起到延缓衰老的效果。

再次，劳动可以活跃大脑思维，使人变得聪明。在劳动中，人们的眼界得到了开阔，知识得到了增长，经验也变得越来越丰富，并且对于自然规律也会有更深刻的认识。不仅如此，劳动还可以促进血液循环，锻炼人的大脑，所以可以使人变得思维活跃、反应敏捷。

最后，劳动可以使人精神愉悦。在工作的过程中，虽然有时候会很辛苦，但是看到自己的劳动可以创造出一定的成果来，难免会感觉到很欣慰，心情会很舒畅。并且还能增强对生活的热爱。另外，通过工作和劳动，还能够增加人与人的交流，在交流的过程中，增进了彼此的感情，完善了自我形象。

现代社会，科学技术发展得很迅速，需要靠纯体力劳动来完成的工作越来越少，劳动强度也有了很大程度的降低。在这种情况下，身体缺乏运动，就会使机体的各个器官和系统的功能下降，抵抗力和免疫力也会降低，最终导致身体出现各种病症。多表现为体质虚弱、四肢无力、思维迟钝、身体肥胖等，治疗这种病症并不困难，只要记住一个"勤"字。所以我们要勤于参加各种劳动，在锻炼身体的同时提高生活的情趣，这就起到了养生的目的。

多动脑，预防阿尔茨海默症

常女士的命比较苦，年纪轻轻的就守寡了，一个人含辛茹苦的把三个孩子拉扯大。现在孩子都已经长大成人，她也觉得自己可以轻松一下。但是让人想不到的是，有一天她正在锻炼身体的时候，却突然晕倒在地。送到医院以后进行了全身检查，发现她得了脑萎缩。

孩子们都很难过，没敢把这个消息告诉母亲。但是常女士最终还是知道了。

最初大家担心她承受不住这个沉重的打击，没想到的是她却走出病房开始锻炼身体了。她对大家说，最难熬的日子已经过去了，现在孩子们都长大成人了，她也没什么放心不下的了。只要开心快乐地过剩下的日子就可以了。听了她的话，大家心里都有点不是滋味。

接下来的日子，就像常女士自己说的那样，她坚持每天锻炼身体，除此之外，她还报了老年大学班学习知识，充实自己。转眼三年过去了，她现在已经拿到了老年大学的毕业证。经过检查，她的病症虽然还存在，但是并没有恶化的趋势。医生说，只要她保持如今的生活状态，坚持锻炼和学习，活到八十岁也不是没有可能。

老话说："人怕不动，脑怕不用。"意思是说，我们平时不仅要多锻炼身体，还要多动脑筋、善于思考。

生命在于运动，人在锻炼身体的过程中，收获的不仅是强健的身体，还有健康向上的蓬勃的状态，所以人们在平时生活中不能忘记运动。对于老年人来说，要把握好运动的时间和量，不能太激烈。对他们来说，最好的运动方式就是散步了，每天早晨到公园走走，不仅可以强身健体、还可以保持一份愉快的心情。

"脑不怕用"就是说让我们要多锻炼大脑，人的衰老首先是从大脑开始的。经常进行思考的话，大脑就会变得更加敏捷和灵活，从而延缓了大脑的衰退。最近几年，患阿尔茨海默症的人越来越多，更加提醒我们要注重对大脑的保养。所以在平时我们就要多锻炼、使用大脑。

那如何才能做到保养我们的大脑呢？

首先，我们要坚持学习，俗话说"活到老，学到老"。现在的很多人为了适应时代的要求，也为了提升自己的能力，在工作之余还继续学习，不仅丰富了自己的生活和知识，也让自己在激烈的社会竞争中占据有利的位置。其实不仅是年轻人可以学习，老年人退休之后，也仍然可以通过学习来丰富自己的生活。如今的很多老年人在退休之后，不仅学习书法、舞蹈，还学习唱歌和绘画，可谓多才多艺。不仅如此，很多老年人还从零开始，学起了外语。研究发现，学习外语可以更好地发挥大脑的潜能，使脑神经能够更长久地保持在健康活跃的状态，有效地预防了阿尔茨海默症等脑疾病的发生。

其次，可以多吃一些健脑的食品。核桃、黄豆、动物骨髓、桂圆、大虾、芝麻等很多食物对人的大脑都可以起到保健作用。

再次，保持一颗积极向上的愉快的心情。养心与养脑同样重要。只有人的心情愉悦、没有太大的压力，才会对大脑起到真正的良好的保健作用。

出一出汗，小病不用看

我的朋友杨女士在天气逐渐转凉时，衣服穿得有一些单薄，不小心患上了感冒，总是觉得头晕晕的。她吃完药以后，也没有起到多大的缓解效果，因为很多感冒药都有一些催眠作用，使得她早上上班时差点睡过了头。杨女士的住处离公司非常近，但是因为交通问题，总堵车，所以到公司的时间超过了四十分钟。

为了避免堵车，她坚持每天骑自行车去上班，骑到公司的时候，她已经大汗淋漓。

随着汗的退去，杨女士觉得自己非常精神了，感冒症状也消退了不少。坚持了几天她的病居然不治而愈了。

"练出一身汗，小病不用看"，经常从事体育锻炼，身体出出汗，那么一些小病不治疗也能痊愈。现在，随着生活水平的不断提高，很多家庭安装了空调，只要天气有一点热，就门窗紧闭开起了空调。其实这样对身体并不好。长时间待在空调房间内，会造成身体机能的紊乱，让风邪有可乘之机。所以，平时不妨多运动一下，出出汗，对人体有很多好处。

首先，调节体温。人在运动的时候，身体的体温会慢慢地升高，通过出汗，可以调节身体的温度，防止身体温度过高而造成脱水。

其次，降低血压。运动出汗之后，人体的毛细血管会有所扩张，血液循环的速度会加快，起到了降压的目的。

再次，排毒、减肥。运动出汗，可以将沉积在体内的毒素通过汗液排出体外，起到排毒养颜的效果。高女士的感冒症状之所以会减轻，很大一个原因就是出汗之后，病菌随着汗液被排出了体外。不仅如此，出汗的过程中，脂肪会大量燃烧转变成热量，然后随着汗液排出体外，起到了减肥的效果。

不过需要注意的是，并不是出汗越多越好。汗液中含有很多成分，除了盐、酸和碱之外，还含有钙。大量出汗会造成人体脱水和脱钙。如果钙流失严重，会造成人体腿脚抽筋、肌肉抽搐等。时间久了，还可能引发软骨症等疾病。尤其是儿童，在身体发育阶段一定要保证身体有充足的钙质。为了避免这一现象，在进行锻炼的时候，一定不要过量，适可而止。另外，锻炼过后，最好喝些盐水，来补充身体流失的盐分，然后还要吃一些含钙量丰富的食品，比如牛奶和鸡蛋等。而且还要保证营养均衡，及时的补充人体所需要的蛋白质和碳水化合物。

锻炼出汗之后，还要注意保暖，不要迎风，避免着凉。夏天不要因为太热，就马上去冲凉水澡。要先用干毛巾把身上的汗擦干，半个小时之后，再用温水冲洗。冬天的时候，出了汗不要立刻脱衣服，要等汗液干之后，再换上干净的衣服。

良好习惯，洗脚洗头如吃补药

庞女士是一位舞蹈演员，她那一头乌黑靓丽的头发，总是让不少女性羡慕不已。但是最近庞女士感觉很是苦恼，因为她的头部出现了不少的头皮屑，她换了不少牌子的洗发水，但是没有一种是有效的，于是她就认为自己得了皮肤病。

其实庞女士是油性皮肤，再加上她喜欢跳舞，动作都比较剧烈，导致汗腺扩张，头皮也就更容易滋生细菌。所以我建议庞女士在跳完舞之后，将头发多洗几遍。庞女士的听取了我的意见，过了几个月，果然头皮屑减少了很多。

经常洗头发，对人体的健康也是有好处的。这是因为，头皮上有皮脂腺，并且不断地分泌着皮脂，皮脂若是过多的留在头发上，那么就会滋生细菌，就会导致头皮发痒，产生大量的头皮屑。经常洗头发可以及时地清除头发上的油脂，将细菌清除，让头发更加光滑。如果长时间不洗头发，头发就会变得很肮脏，影响美观，并且还会引发脱发等疾病。

当然，经常洗头并不代表天天洗头，这要因人而异。干燥性的头发就不可以经常的洗，因为这样不仅不会保护头发，还会给头发带来损伤。这是因为洗头发太勤的话，会将皮脂分泌的油脂洗掉，这样头发就会失去了原有的保护层，更容易滋生细菌，得病的概率也就更大一些。这样的人，一个星期洗三次头发就可以了，夏天炎热的时候，可以隔一天洗一次。

那么什么样的人要勤洗头发呢？在户外工作时间长的人或者是从事脑力劳动的人，可以适当地增加洗头发的次数，除此之外还要经常梳理头发，这样就可以促进血液的循环。但是不管是什么人，在洗头发的时候都要注意选择适合的洗发水，不要使用碱性过大的洗发液，最好还要用上护发素。

需要注意的是，晚上最好不要洗头发，因为头发潮湿更容易引起头疼、恶心的症状。特别是在冬天的晚上，温度比较低，倘若头发没干就睡觉，就会容易生病。半夜醒来的时候有时候头部也会伴随着麻木感，有时候还有疼痛的感觉。第二天，也会出现头疼的症状，若是情况严重了，还会出现恶心，想吐的症状。若是长时间这样，还会患有"头皮下静脉丛炎"的疾病。

说到洗脚，有一句话是这样说的："富人吃补药，穷人勤洗脚"。洗脚有很多的作用，可以解除疲劳，促进血液循环，改善睡眠，美容养生等。

用热水洗脚，可以调节全身的气血以及经络。同时还能让足部血管得到扩张，血容量也会增加，这样就能极大地增加头部的血流量，及时地补充大脑的氧气和营养。尤其是进入到冬季之后，每天坚持洗脚，不仅可以保持个人的清洁卫生，还可以增强新陈代谢，抵抗自身对细菌的抵抗力。

洗脚时，时间不可以太长，最好在十五分钟左右。因为若是时间太长的话，脚上的血液循环就会加快，身体中的血液就会更快的流到四肢，这样就会增加心脏的负担。如果在冬季泡脚的时间过长的话，还会使皮肤变得干燥，并且患上炎症。洗脚的水温也不可以太高，大约五十度的水温就可以了，如果水温太高的话，血管就会扩张，身体中的血液就会更快的流向四肢，这样就容易引起心、肾等供血不足，对身体也没有好处。另外，泡脚的时候水盆中的水不可以太少，最好是没过小腿。

晒太阳，补补钙

小张的老婆生了一个儿子，小张非常高兴，但是，他最近却变得非常苦闷，总是郁郁寡欢的，而且经常请假。

大家都以为小张生病了，结果有人问了人之后才知道，原来是他的儿子生病了。

小张说："我也不知道是怎么回事？我儿子刚刚出生的时候，头发又黑又密的，最近，后面的头发已经全都掉光了。我和我的妻子都很担心孩子是不是得了什么病。"

"估计是枕秃。"我对他说，"估计是你家孩子缺钙。"

"是啊！我们去看了医生，医生也说是缺钙，于是就给我们拿了一些补钙的冲剂，但是孩子喝了一个月以后，也不见好转！"

"那你们有没有经常带孩子出去晒晒太阳？"我问道。

"这个和晒太阳有什么关系啊？我老婆说孩子比较娇贵，怕受风，所以不带孩子出门。"

"那样可不成啊！你家孩子之所以缺钙，估计是因为没晒太阳的缘故，要不怎么会喝了一个月的冲剂也不见好呢。经常晒太阳，有助于身体中形成维生素 D，这样才能够有利于钙质的吸收。不然的话，就算补充了再多的钙，身体也没有办法吸收。"

有一句话是这样说的"日光不照临，医生便上门"，还有一句话，"太阳是个宝，常晒身体好"，这两句话的意思就是说我们的健康与晒太阳是有紧密的关系的。

太阳光中的紫外线照到皮肤上，皮肤上就会产生大量的维生素 D。维生素 D 是人体成长中不可以缺少的一种物质，这关系到人体骨骼的健康。

虽然经常晒太阳有很多的好处，但是您也要注意季节和时间。夏天晒太阳，最好是在上午，因为夏天的光线太强了，若是晒太阳的时间太长，就会对身体不好。

冬天晒太阳是最好的。这是因为冬天的阳光很暖并且也不是很强，尤其是上午九点钟和下午四点钟的时候，此时阳光以红外线为主，是晒太阳最好的时间。这个时候晒晒太阳，可以起到活血化瘀的作用。并且还能加速身体中血液的循环，提高人体的造血功能。此外，可以增强身体中的钙物质的吸收，对于身体缺钙的现象很有帮助。

随着年龄的增加，骨头也就会越来越松，因此中老年人非常容易骨折。尤其是在冬天，骨折的概率会更大一些。因为冬天的时候，人体中的维生素 D 含量很少，骨骼就会变得很脆弱，一旦遇到外力，就会发生骨折。

很多人一到冬天就非常怕冷，不喜欢到户外去运动。就算是天气很好的时候，也只会在床边晒晒太阳。但是他们这样晒太阳并没有作用，更不会促进身体中的钙物质的吸收。这是因为阳光在穿过玻璃照进来的时候，其中的紫外线已经被玻璃过滤掉了。一旦紫外线没有了，那么维生素 D 也就不会促进钙物质的吸收，当然也不会增强骨骼。所以，晒太阳最好还是在户外进行。

第十一章

睡眠延衰老，
确保好睡眠

睡眠是你的资本和权利，不可放弃

最近几天我总能看见邻居钱女士到中药铺去拿中药回来。

"怎么了？是不是身体不大舒服？"我问。

"是啊！也不知道是什么原因，最近一直感觉昏沉沉的，而且全身乏力。我想大概是我的身体比较虚的关系，所以就想去弄些中药来调理调理。"

我仔细打量了一下钱女士的脸，发现她的脸色蜡黄，而且眼袋肿胀。

"你这两天晚上是不是没有好好休息啊？"我带着疑惑向她提问道。

"对的！两天前，有一个我好多年没有见到的老朋友到我家来玩，晚上我们也没有什么事情可以做，所以我们就一起通宵打起了麻将。也许我年纪已经大了吧，都已经过了两天了，还是感觉没有完全休息过来，依然感觉头昏昏的脑子很胀。"

有句老话是这么说的："一夜不睡，十夜不醒。"而钱女士恰好就是这种情况。

"一夜不睡，十夜不醒"的意思就是说，假如一个人一晚上都没有好好休息的话，往往接下来的好几天里都会感觉混沌不振、精神萎靡。

如今，现代的生活节奏在不断地加快，越来越多的人会觉得白天的时间已经完全不够他们用了，常会利用晚上的时间去完成那些白天没做好的工作，甚至这已经成为他们的一种习惯。此外，现在的夜生活五光十色，有许多的年轻人就算到了深夜还依然泡在舞厅、歌厅里，看通宵电影或是参加其他的一些娱乐活动。对于那些都市里的"晚睡一族"来说，他们虽然早就知道镜子里的黑眼圈已经变得惨不忍睹了，但是他们仍然没有办法克制自己熬夜的坏习惯。殊不知，熬夜会让他们的大脑和器官没有办法得到休息与调整，会对健康带来十分严重的危害。

熬夜对身体是有很大的影响的，睡眠不足会提高激素的分泌量，会增加人的压力；还会引起体力降低，人的智力水平也会受到影响。同时，睡眠不足还会影响注意力，让人们感到莫名其妙的压抑感，还会让心理承受能力降低，这就影响了我们的生活和学习。

对那些爱美的女性来说，睡眠不足对皮肤的损害也是绝对不容小觑的。熬夜不仅会使脸色暗淡无光，容易长暗疮，眼角和鼻梁也会爬上细纹，脸部皮肤甚至还会出现紧绷瘙痒的感觉，或是会有脱皮的现象。

假如有很多的工作，都需要我们熬夜，鉴于这种情况，我们要学会给自己的身体补营养。

首先，如果想要熬夜，那么首先就要保持自己室内的空气流通，最好有一定的湿度，可以做个深呼吸；最好是在中午的时候睡一个午觉，专家表示，中午睡半个小时，等于晚上睡一个小时；在睡醒的时候，也可以按摩一下自己的头部，这样就可以使头部的血液更加通畅，当然，能够到室外去做一下运动是更好的。

其次，熬夜对肠胃也是有害的。如果想要熬夜，那么晚上就要吃的清淡一些。在熬夜的时候可以吃三种食物，他们分别是：含有维生素 B 多的食物，可以有效地保护脑细胞，还可以迅速的恢复体力；还有维生素 C 多的食物，有利于保护皮肤，还可以有效地防止黑眼圈的发生；还有茶类。

这些饮料可以有效地消除身体中的自由基，帮助身体的脂肪代谢。

另外，熬夜的时候，也要注意保护自己的皮肤。皮肤一般在晚上十一点的时候进入睡眠，所以在这个时候，要注意给自己的皮肤增加一些水分。

先养心，再闭目

刘先生是一家公司的管理人员，年薪达到了 6 位数，他家庭和睦，妻子也非常的贤惠，他的生活是很多人多羡慕的。但是刘先生看上去却是精神憔悴，一副闷闷不乐的样子，熟悉之后，他对我说他已经有一个多月睡眠质量非常差了。每次他都感觉特别困，但是躺在床上之后，却一直都睡不着觉。这让他感觉非常的急躁，他看过很多医生，也吃过不少的安眠药物，但是一直不起作用。当然如果睡前吃一些安定类的药物，会有一些作用，但是这种药有一定的药物依赖性，并且具有一定副作用。因此，刘先生非常的苦恼。

刘先生的病是非常典型的心理失眠症，通过了解，我发现刘先生对工作非常的投入，对自己的生活确实非常的严苛，做什么事情都追求完美。

市场竞争越来越激烈，人们的工作压力都非常的大，这种病症的人群也越来越多。出现这种症状，单纯靠吃药是无法解决问题的。必须从心理根源上解决。

日出而作，日落而息，是人类最基本的作息规律，但是现代很多人打破了这种习惯。毫无节制的放纵，给人们的健康带来了很多的隐患，让不少人陷入亚健康的状态。所以，良好的休息、睡眠，对于白领人群而言尤为重要。

很多人认为，只要将眼睛闭上，有助于尽快地进入睡眠状态，这种想法并非绝对正确，真正良好的睡眠是先睡心，然后方能入睡。

如何做到先睡心呢？

首先在睡前的半个小时内应该平稳心态，心思宁静，摒除一切杂念；其次，可以稍微活动一下身体。例如，睡觉之前最好做一些简单的活动，扫扫地、擦擦桌子等，或者在房间之内散步；再次，睡前应该注意个人卫生、洗脚，如果时间精力允许的条件下，还可以按摩面部、搓搓脚心。

睡眠的方向和体位也是需要注意的。由于地球磁场的影响，人睡觉最好选择头北脚南的方向，这样磁力线平稳地穿过人体，以最大限度地与磁场相应。至于睡觉的体位，在中国古代就有"卧如弓"的睡眠说法。睡觉时最好选择向右侧卧，这种姿势入睡，大脑会很快安静下来，渐渐地恢复平静，不久就能安眠。

要想有个高质量的睡眠，睡眠时间也是非常重要的。睡觉，并非时间越长越有利，科学研究认为，睡眠时间过长和睡眠时间少没有什么变化。正常的睡眠时间，成人睡觉的时间不少于 6 个小时（不可超过 8 小时），儿童需要 9～10 小时。

总之，良好的睡眠，必须以良好的生活习惯作为基础。除了做心理上的调试和注意睡眠姿势外，我们想要度过一个美妙的夜晚，必须要养成早睡早起的习惯。如果非常晚的入睡，过了最佳的睡眠期的话，极容易造成失眠。

睡好午觉，身体好

小冯是一家公司的职员，她最近感觉心情很是苦闷，因为昨天公司的主管找她谈话，当然不是加薪或者是表扬。主管一直委婉地问小冯的家里是不是出了什么问题。小冯莫名其妙地说没有啊。但是主管还是有些狐疑小冯说的话，临走的时候，留下了晚上不要熬夜的话，让小冯更加糊涂。

其实在主管在叫小冯之前，她已经意识到肯定不是什么好事。因为最近一段时间，她的精神一直不好，工作效率特别低，特别是到了下午，她总处于昏昏欲睡的状态，这样强打着精神的工作状态，当然做不好工作，而且还曾经出过几次错误。

为此小冯一直很苦恼，她认为自己的精神不佳，主要是因为身体太虚弱的毛病，于是，她找老中医开出几个方子，但是服用之后，症状还是没有减轻。

"你晚上睡觉是不是很晚？"我问道。"没有啊！我晚上睡觉非常守时，晚上十点以前肯定是睡着了。""那你中午休息吗？""中午休息？我很少午休，一般在中午吃完饭以后，我会在公司打打游戏或者去楼下转转，我已经习惯了。"小冯这样一说，我也就明白了其中的原因。她下午昏昏沉沉的原因，主要就是因为中午不休息。

经过研究表明，一天中人的睡眠主要有三个高峰点：上午九点、中午一点和下午五点。所以人除了在晚上进行睡觉以外，中午的睡眠也是非常重要的。俗话说得好："中午睡眠好，就是捡个宝。"

午休是为身体以及精神两方面进行放松，可以消除白天一天紧张的状态，去除烦躁，弥补夜间失眠造成的精神不良，能够提升自身的工作效率。想要获得一个良好的睡眠状态，中午不妨注意一下以下几点：首先，午餐应该选择清淡一些的食物。可以吃一些乳制品、蔬菜、肉类或烤鱼、水果等。最好不喝那些容易让人感到兴奋的饮料，如茶、咖啡、酒等。其次，午休应该选择最佳的时间段呢？对孩子来说，午餐之后就能进行午休了。因为在刚吃饱的时候，他们的情绪较为稳定；对于成人，最好午休的时间就是在下午一点至三点，因为这个时间段比较容易放松，最容易进入梦乡。

午休的时间根据自身情况而定。长时间的午休，最好是在床上进行，时间一般控制在半个小时到一个小时之内。这样不仅能够缓解身体内的疲劳，将身体尽量恢复健康的状态。相对短一点的时间，最好将时间控制在半小时之内，最好也应该选择一个舒适一些的地方。这样比较适合一些在办公室午休的白领。至于需要在中午有 5 分钟的短时间休息，这种休息地方不用特定选择，比如是在出租车或是公交车上。

最后，午休时最好选择一些安静的场所。如果是在家里，最好是在一个舒适一点的房间，躺在床上或舒适的沙发上。对于孩子来说，正处于身体生长的时期，他们的午休地点最好选在床上。

此外，应该注意，午睡之后醒来要慢慢站起，再喝一杯水，水可以补充血容量，稀释血液黏稠度。在刚刚睡醒之后，不要马上从事复杂和危险的工作，因为初醒的时候大脑并未完全清醒，处于迷糊状态。

学习正确坐姿与睡姿

我某天从外面公园散步回来，就听到楼道有吵闹的声音。

"发生什么事了？"我问在楼道看热闹的邻居。

"哎！也都是日常小事情，一楼的婆婆和自家儿媳妇吵起来了。"

"她们平常关系不是很好吗？怎么会吵架呢？"

"是一件非常小的事情，她们家的孩子睡着了，孩子妈妈看见孩子这样睡觉，觉得那样的睡觉姿势对孩子不好，想要将孩子侧翻过来。孩子奶奶则认为孩子只要睡得香，没有必要给孩子换姿势。妈妈不同意，于是就用手将孩子翻了过来，不料却把孩子弄醒了，孩子醒后哇哇大哭，奶奶不干了，就和孩子妈妈吵了起来。前两天因为孩子坐姿问题，两人还小吵了一次！"

"都是为了孩子好，在家里自己商量一下不就可以了吗，何必为此吵架呢？"

坐姿和睡姿是否对健康重要与否？我要说的是非常重要。在民间就有着这样的民谚"坐有坐相，睡有睡相，睡觉要像弯月亮"，由此可见，无论是坐姿还是睡姿大家都必须注意。

在我们的生活中，坐是一种经常会出现的姿势。乘船、坐飞机、乘车、看电视、上课听讲、看电影、都需要坐着。良好的坐姿，给人一种庄重典雅的形象。因此在学习举止礼仪时，必须要学会正确的坐姿，坐要有坐相。

良好的坐姿不仅能够体现出一个的素质，对于老年人的健康也有极大的影响。如果坐姿不对，非常容易导致腰椎、脊椎变形，尤其有一些习惯趴着写作业的学生，对脊椎非常不好，还会导致近视。还有人在坐着的时候喜欢跷着二郎腿，这也非常不好，极可能造成腿部静脉曲张以及水肿。

正确的坐姿，与正确的站姿区别不大，头正、肩平、身正、立腰、挺胸。臀部坐在椅子或凳子上，两腿上半部可以进行平放，膝盖以下的小腿应该选择闭拢的方式，两脚轻松地放在地上。

睡觉的时候应该选择什么样的姿势呢？我们比较提倡侧卧，用一句话说就是"睡觉要像弯月亮"。

睡觉姿势能够分为俯卧、仰卧和侧卧。俯卧会对胸腔造成挤压，阻碍胸廓扩张，影响正常的呼吸。呼吸如果不均匀，不能吸入充足的氧气，不利于新陈代谢。同时心脏受到压迫，心脏跳动出现阻力，导致血液循环减缓。

仰卧也是较为普遍的睡姿，有人曾经将这种睡觉姿势称之为"尸卧"，这种说法虽然并不准确，但是这种姿势能够舒展四肢，不会压迫任何的脏腑器官。但是仰卧自然放松不能协调，尤其是腹腔内压力较高时，人就会感觉胸非常闷。

侧卧的时候，身体器官承受的压力较少，胸廓活动自如，便于呼吸，心脏也不至于被手臂、被子所压迫，两腿能够灵活伸屈，身体能够自由的翻动，这种姿势不损伤心气。如同一只老猫蜷卧，大脑就可以极快的轻松下来，由兴奋转为抑制状态，很快就能进入到梦乡之中。所以说侧卧是一种最佳的睡姿。

此外，侧卧时最好选择右侧卧，这是因为肝和胃位于我们身体的右侧，向左侧睡时会压迫胃，胃里的食物到小肠之内就有一定的阻力，这样不利于食物消化和吸收，也给心脏造成极大的压力。

对于那些怕冷以及体寒的人，侧卧能够帮助身体放松，而且也不会压到内脏，可以使胃、肠、心、肝、肺处于自然的位置，以维护我们正常的呼吸。向右侧卧更能帮助食物的消化吸收，身体可以吸收更多的营养物质。

当然，说向右侧卧最好，也不是说睡觉的时候，一直卧向右侧。右侧卧时间过长，可以调整姿势，调整为仰卧姿势。仰卧的时候，尽量让双臂放松，自然地平放在身体两侧，不可以用双臂放在胸部上，也不可包席枕肘。尽量让全身的肌肉放松，保持气血通畅，保持正常的呼吸频率。

可见，向右侧卧是最佳的睡眠姿势，帮助老人延年益寿，所以大家不放学一学这种右侧卧的睡眠姿势。

吃饭睡觉有规矩：“食不言、寝不语”

小区的陈哥最近很忧虑，我看到他时，他手里正拿着从药店购买的健胃消食片。

“怎么了？你消化不好吗？”

“是啊，最近我一直吃不下饭，总感觉肚子有些涨。”陈哥忧虑地说道。

“莫非吃的东西不是很好消化，你偏爱肉食，不易消化，您应该多吃点蔬菜、水果。”我建议道。

“吃了，我先也是非常注意饮食健康，每天都配有青菜、水果，我吃得还不错，最近不知道怎么了，竟然不想吃饭了。”

"大家是不是搬了新家，不适应啊？"我问道。

"哪有不适应啊？我的朋友来一起边吃边聊，大家食欲都还不错。"

听了陈哥的话，我知道他的"厌食症"出在哪里了，那就是违反了中医"食不语，寝不言"的大忌。

所谓"食不语"，就是在吃饭的时候不能话太多。

这其中的原因主要有两个。

首先，营养吸收是一非常烦琐的事情。人在进食的过程中，唾液腺、胃肠的腺体在不断地分泌消化液，以帮助消化食物。如果吃饭的时候嘴不停地发言，就会影响咀嚼和消化液的分泌。食物在这种没有被充分咀嚼的情况下进入到肠胃之中，营养就不容易被人体吸收，以至于人体内的纤维素缺乏。维生素缺乏对人体有很多不利的影响，例如维生素 A 是人体最为重要的组成成分，若是身体之内缺乏维生素 A，影响消化吸收功能，有的时候还会患上眼干症、夜盲症和皮肤干燥等症状。

其次，有一些人容易患上胃肠道疾病。吃饭的时候若是不停地说话，可能会导致没有嚼烂的食物咽下，导致给胃肠带来极大的压力，时间长了，一般都会引发胃痛、胃胀等毛病。此外，吃饭说话以后不仅影响消化，有时候还会引起呛噎。说太长的时间，饭菜也会变冷，冰冷的食物会对肠胃造成刺激。

所谓"寝不言"，就是我们即将入睡的时候，尽量安静我们的大脑，不要讨论太多的话题，以便让人快速进入梦乡。如果睡觉之前讨论太多的问题，极容易造成大脑神经亢奋，大脑处于高度紧张的状态，人就不能快速进入梦乡。这样不仅影响睡眠质量，也会对身体造成伤害。

此外，"食不语，寝不言"不仅能够滋养气血还能减肥。这是因为吃饭时，如果不讲那么多话，专心于饮食，食物就能得到很好的消化，随着食物源源不断地被消化，身体的血糖也会得到提升，大脑之中就会发出停止进食的信号，人们的食欲也就会降低，从而起到减肥的作用。睡觉之前尽量不要谈论过多的话题，让人很快进入睡眠状态。中医认为，天黑以后至夜里是造血功能最强的时候，并且在深度睡眠的状况下，造血、养血功能能够得到更为全面的发展。

第十二章

工作再忙，运动不能减少

每日运动不断，身体绝对康健

楼下的王小姐非常"信服"养生理论，每天都会翻阅各种有关养生的书籍。但是因为文化水平有限，闹了不少的笑话，让人啼笑皆非。

她的身体倒是很健康。但是让他们家里人发愁的是，她每个月都要住医院进行全面检查，不是发烧就是感冒。做了身体检查，并没有什么异常情况出现。

她开始认为是自己营养不良，于是就购买了各类滋补品。几个月后回来，我看了她的精神反而不如以前，所以我就问了王小姐的具体情况。

"你的身体没有什么问题，就是最近你自己折腾的！"我说道。

"是吗？"她的态度显然是不相信，每天补充各种营养品，怎么是错的。一脸茫然地看着我，像是寻求答案。

我笑着说："不靠医，不靠药，天天锻炼最见效"。虽然医疗水平越来越高，很多疑难杂症得到根治，但是要保证基本的身体健康，就必须注重锻炼。医学研究发现，一个人如果每天拿出 40 分钟进行锻炼，很多疾病都能得到预防或者控制，从而让我们远离那些补品。

锻炼的形式有很多种，我们应该根据自身的实际情况出发，选择最适合自己的。

对于身体状况良好、没有任何疾病的人，不妨进行有氧运动。像慢跑、骑自行车、跳绳、游泳等，都是很好的运动方法（但是应该根据自身情况进行锻炼）。

对于那些心脏病人和身体有些弱的人，并不适合采用有氧方式锻炼。他们最好在室内做一些简单的活动。比如说打太极拳、做广播操、跳交谊舞、举哑铃、握握力器等。但是对于那些高血压、严重心脏病患者，最好不要进行体育运动。

应该选择恰当的锻炼时间，最适合锻炼的时间段为下午。因为在这段时间内，人的精力最充沛，是比较适合锻炼的。对于上班族来说，这个时间段是锻炼效果最佳的时候，没有时间锻炼，最好是将锻炼时间调换到晚上，这个时候，整天的事情都已经做完了，大脑处于最放松的状态，此时进行锻炼不仅可以缓解疲劳，而且能够将脂肪燃烧，具有一定的减肥效果。

另外，不少人习惯于在早晨进行锻炼，需要注意的是，晨练没有必要花费太长的时间。因为早上八、九点钟的时间，人体血压会持续增高，如果晨练时间过长，就会对身体造成不利影响。

此外，锻炼的时候，应该特别要注重一些问题。比如锻炼的时候，不要低头凹胸；动作幅度不要过大，以免发生损伤；运动必须要适量，特别要注意冬季的防寒保暖。

还有，必须长期坚持锻炼。"天天锻炼最有效"，我们强调的关键问题就是坚持。因为运动有可逆性，若是在中途停止，就会极大地降低锻炼功效，甚至极有可能出现反弹的事情。所以，必须应该长期坚持，不能半途而废。

为了保持坚持锻炼的积极性，我为大家提供以下建议：

一、为自己添置一双舒服一点的运动鞋。穿上舒服的运动鞋，让你更具有运动的想法，而且有助于锻炼。

二、最好自己制定一个奖惩制度。如果自己完成任务，可以给自己一点小小的奖励，比如说买点自己喜欢的东西。反之，就是少吃那些自己爱吃的食物。

三、对于运动缺乏自觉性的人而言，最好找一个同伴进行监督。

四、帮助自己设立一个小一些的目标。锻炼是为了循环渐进，"不要把弓拉得太满"。

五、可以在日历上标记自己运动的日期，将每天都能完成的任务全部记录下来，就在上面做上一个标记，等你做到一个月的时候，心中的情感自然是不一样的，激励自己继续锻炼。

每日练习掌握规律，不可荒废

小区的王女士是学校的体育老师，她不仅非常重视体育锻炼，而且经常带领全家一起参加体育锻炼。

她们家的运动项目非常丰富，有篮球、乒乓球、钓鱼、放风筝等，体育锻炼不仅让他们获得了健康的体魄，而且她儿子在去年当兵的体检中，顺利通过了各项测试。

王女士还有一位老母亲，已经年近八旬了。王女士每天早晨都会陪着老母亲到公园锻炼，走上几圈，老太太的腿脚还很灵便，用老人自己的话说："一天不动就不舒服。"

老话说："若要健，天天练。"如果想要保持身体的健康，锻炼是必不可少的。

现在随着科技的进步，从事体力劳动的人群越来越少，天天锻炼是维持身体健康的重要元素。根据研究证明，不进行体力劳动的人，每天至少要拿出半小时的时间进行体育锻炼。

现在随着生活节奏越来越快，加上城市拥挤，锻炼设施不齐全的原因，很多人缺乏锻炼。要想改观这种现状，需注意以下两点：

首先，在休息或者假期间，不要总是闷在房间里，尽量到户外活动，到外面散散步。散步是一种既简单又健康的锻炼方式，各个年龄阶段的人都适合这种锻炼方式。

其次，少玩电脑、少看电视，改变一到家就躺下的坏习惯。很多人一到了家里，就坐在或者躺在沙发上看电视或是玩电脑游戏。有的人在身边放一些零食，边吃边看。这种习惯是非常不好的。不仅让人容易变懒、不喜欢运动，而且这类人群容易出现肥胖、气虚等症状。

很多年轻人都认为自己的工作过于紧张，根本没有闲暇时间进行运动，其实这是一种错误的想法。我们可以选择的锻炼方式有很多，除了一些常规的体育运动外，生活之中可以选择的锻炼方式还有很多。比如少开车多步行。随着越来越便利的交通，很多人外出采用的交通工具都是车，这样虽然节省了时间但是却不健康。在上下班的时间，你可以选择步行，不仅可以锻炼身体，而且也是一种环保的生活方式。再比如干家务，也是一种很好的锻炼方式。在茶余饭后，做一些基本的家务，拖拖地板、洗洗衣服、铺床、叠被等，虽然是日常较为简单的家务，但需要肢体参与运动，也是一种不错的运动方式。

另外，在工作之余不妨选择动动手脚，也能起到锻炼身体的作用。现在为大家介绍几种简单的：

一、脖子操：双手横放在脖子上面，脖子依附在手臂上左右摇摆。可以让脖子周围的组织得到充分的锻炼，而且可以预防颈椎病、高血压。

二、拉手指：左右手指互相拉拽（将所有的手指都拉拽一次）。能够对手指疲劳起到缓解的作用，对于经常敲打键盘的人士非常适合。

三、眼部运动：以我们的中指按揉眼睛的中上部，轻轻地揉动一到两分钟，然后对眼球进行随意转动。对于经常用眼的人士而言，不妨在间隔半小时，向窗外眺望 3 分钟，最好是多看一些绿色植物。

总之，锻炼在生活无处不在，需要我们长期坚持，每天都应该动一动。

强健骨骼，经常活动

小王是一个普通的上班族，但是有一天，我看他走路变的一瘸一拐的，脚上还打着石膏。"哟！你的腿怎么了？受伤了吗？"我问。"别提了，我昨天晚上回家上楼的时候崴了一脚，没想到这样就骨折了。"小王唉声叹气地说。"那你没有去医院检查一下吗？""我已经去医院检查了，那个医生说我是骨质疏松的症状，但是我的年纪还是这么轻，怎么就会患有这种病呢！""那你平时的运动量是不是非常少啊？""我现在的工作非常忙，怎么会有运动的时间啊！"小王的脸上满是愁容。

有一句老话是这样说的："常运动，骨头硬。"其中阐述的就是这个道理。这是因为在运动的时候，血液的循环速度也会加速，这样骨骼就会吸收更多的营养，同时也会变得更加的健壮。另外，经常性的运动，韧带也会加强，关节的活性也会变得更加的灵活。骨细胞的生长，可以让骨骼在生长过程中钙化，这样骨骼就会变得更加的坚硬。

现代社会中，交通工具非常的发达，这样很多都市人的运动时间就越来越少了。出门有公交车，上楼有电梯，甚至连吃饭的时候都会叫外卖。尤其是现在的很多女性，减肥总是靠节食，而不是靠运动，这样在将身体中的脂肪减掉的同时，骨骼也会变得更加的脆弱了。据统计，现在有三分之一的女性患有骨质疏松，大多都是因为她们不爱运动。

进行体育锻炼是保持骨骼健康最主要的方法。经常锻炼可以减少身体内骨质的流失，还可以使骨质的密度增强。让骨骼更加的坚硬，那么就要在儿童和青少年的时期做好准备，主要是因为我们的骨骼有一个长期生长的过程，在四十岁以前都属于生长状态，在四十岁以后，人的激素水平逐渐下降，这样就导致骨质的加速流失，骨骼也就变得越来越脆弱。

可以增加骨密度增强骨质的运动方式有很多。例如，跳跃、步行、举重、慢跑、跳舞、健美操等。其中最有效提高骨密度的方式就是跳跃，这种运动非常简单。因为人在跳跃的时候，肌肉能够逐渐进行收缩，这样就会刺激骨膜，促进了骨细胞的增长。并且在进行跳跃的时候，还会增强骨骼韧带的韧性，也能对骨骼的韧带起到一定锻炼作用。据研究，坚持每天上下跳跃，一年以后，骨质就能得到增强。另外，跳跃运动较为简单，不需要花费金钱，对于各个年龄段的人都很适合，人们可以根据自身的实际情况，坚持每天跳跃几十下。

当然，想要让自己的骨骼保持在健康的状态，不仅仅是靠运动就可以的，还需别的方面的共同作用。首先，就要让身体中有足够的钙质，在人体中，钙质主要在骨骼和血液中，如果人的身体中没有足够的钙质，那么在运动的时候，就会从骨头中索取一定的钙质，那么骨头中的钙质就会大量刘流失，骨质疏松的症状也就出现了。所以我们在日常的生活中，要多吃一些含有钙质比较高的食物，经常喝牛奶和豆浆。

另外，在补钙的同时，也要多晒一晒太阳，因为紫外线与皮肤中的镁物质会结合成维生素D，帮助人体中钙物质的吸收。如果人体中缺乏维生素D，那么钙质的吸收就是非常难的，即使补充了再多的钙也于事无补，因此，补充维生素D对人的骨骼是非常有帮助的。

另外，还要经常吃一些水果蔬菜，以为蔬菜中含有大量的钾和镁。这些物质对骨骼都有强健的作用。

增加皮肤紧张感，不妨跑跑跳跳

小张是一个非常爱美的女性，但是她生完了孩子之后，身体上就出现了很多的赘肉，原本的漂亮的衣服现在都变得很瘦，穿不进去了。于是她想要减肥——节食减肥，但是孩子才出生，还处于母乳期，因此节食对孩子和大人都不是很好。于是她也想去减肥中心，但是刚出生的婴儿根本就离不开她。为此，她非常的烦恼。

但是没想到几个月以后再看见小张，她却变得非常苗条，精神状态也变得很好。

有些人就忍不住问她："小张，你吃了什么牌子的减肥药？身材怎么恢复的这么快？"

"我哪有吃什么减肥药啊？我就是等孩子睡着了之后，就在家里来回跑跑跳跳的，没想到这样几个月下来以后，竟然瘦了这么多，我的皮肤也变得紧实了。"

"跑跑跳跳浑身轻，不走不动皮肉松"，这句话的意思就是经常跑跑跳跳会让身体变得非常灵活，让人有一种非常轻盈的感觉，另外，因为长期的运动，皮肤也会变得更加紧实。

对于青少年和儿童来说，跑跑跳跳是一项很好的运动。科学表明，经常跑跳可以增进孩子的成长。这是因为青少年正是长身体的时候，经常运动，可以刺激骨骼的生长，从而有利于青少年的成长。并且要是经常跑跑跳跳的话，可以使肌肉组织得到锻炼，随着肌纤维不断变粗，肢体也就会变得更加强壮。

天气好的时候，经常带孩子做一些跑跑跳跳的运动，这样不仅可以锻炼筋骨，还可以经常照射到紫外线，产生维生素D，促进身体中钙质的吸收，也就会加速孩子的成长。当然，想让自己的孩子长高，也可以适当引导孩子做运动，还要注意要给孩子增加营养，经常给孩子吃一些含钙高的食物。

对于老年人来说，经常跑跑跳跳，可以锻炼骨骼的组织，让骨骼变得强壮，可以预防骨质疏松以及骨质坏死的疾病。另外，在跑跑跳跳的同时，人体会吸收氧气，然后呼出二氧化碳，这样就可以锻炼呼吸机能，有利于身体中各项机能的增加。

虽然跑跑跳跳是一个非常好的运动，能够使人们的身体得到很好的锻炼，但是还是有一些注意事项，在运动完成之后，一定要记得拉伸小腿。很多女性不想锻炼的原因，就是怕经常锻炼，会让自己的小腿变粗，这样就会影响自己身体的美观。因为小腿附近的肌肉非常的敏感，经常跑跑跳跳，小腿部的肌肉就会变得坚硬，如果不能够及时的拉伸，那么就会演化成"萝卜腿"。但是在运动之后，能够及时地将小腿拉伸，那么肌肉就会变松，这样就可以避免小腿变粗。

此外，跑跳运动的活动量是非常大的，并且每一个人的心脏和肺的机能是不一样的，所以跑跳运动的时间要根据自己的身体状况而定。若是运动的时间太长，那么就会出现头晕眼花的症状。如果出现了这种症状，千万不能够马上就停下来休息，应该缓慢的运动。

在做运动的时候，也没有必要一定要找一个运动的场所，在家里就可以完成，很多运动都是非常简单的，只要你想运动，那么就可以随时享受运动给自己带来的快乐。

锻炼要趁早，以免亡羊补牢

在星期天的早上，我出去跑步的时候，碰见了邻居大明和他的儿子。

"哎哟，大明，你可真幸福啊，儿子和你一起来锻炼了，真不错。"

"不错什么？是我强拉着他来锻炼的，这不刚才还在跟我生气呢！我就说现在的孩子，一放假了就在家里面睡觉，身体能好吗？"大明埋怨道。

"我的身体怎么就不好了啊？"大明的儿子非常不高兴地说，"我现在还年轻呢，根本就没有必要锻炼，只有年纪大了身体不好的人才会锻炼呢。"

"你这个孩子怎么这样说话呢？等你年纪大了，身体不好了的时候再锻炼就晚了。快点，跟我跑步去。"大明拉着他的儿子，一边走一边说道。

我看着他们父子俩拉拉扯扯的样子，忍不住就笑了。

当然，锻炼身体并不是只有身体不好的人才做的事情，我们每一个人都需要锻炼身体。若是等到生病了或者是身体不好了的时候再锻炼就已经晚了。有一句老话是这样说的："锻炼要趁小，别等老时恼。"其中说的也就是这个道理。

未成年人的身体正处于生长的时候，经常锻炼身体，对青少年的成长是非常有帮助的，有利于身体的长高。就像踢球和打篮球等运动，都有助于青少年的身体健康，都是健康的锻炼方式。

年轻人因为工作压力非常大，都将锻炼身体的事情忽略了。另外这个年纪的年轻人，会对夜生活非常感兴趣，有些年轻人只注意玩乐，更没有时间锻炼了，其实这样是非常危险的。

有些调查发现，很多的都市中的男女，身体健康处于亚健康的状态，并且"三高"的人越来越多。有些年轻人在二十岁左右的时候就开始发胖。为了减肥，他们并没有选择健康的减肥方法，很多人都会服用减肥药。但是这样的方法虽然有一定的效果，对身体的伤害也是很大的。还有些人因为节食而患厌食症和营养不良的病症，这样的人也是非常多的。所以年轻人更应该加强锻炼身体。因为年轻人时间相对于其他人来说还是非常充裕的，并且可选择的运动种类也很多，很多运动都可以尝试一下。

人进入中年以后，就要承受工作和家庭的双重压力，因此就更没有时间锻炼了，这时候，尽管生活非常忙碌，最好还是要抽时间来锻炼。如果有条件的话，可以办一张健身卡，交代工作人员，到一定的时间就要督促你去锻炼，这对于那些自制力很差的人是非常有帮助的。

生活中很多地方都可以锻炼身体，上下班的时候可以走路或是骑自行车，午饭过后也可以散散步；周六、日可以逛逛街；还可以和家人一起去旅旅游，这些都是很好的锻炼方式。

当然，锻炼也不是短时间内的事情，这是一个长期积累的过程。最好选择一个自己喜欢的运动，然后坚持下去，这样就很容易让自己保持一颗年轻的心。

良医就是自己，勤在腿脚

小张的工作越来越忙，运动量就一点点的减少了，他的身体却一天天的胖了起来。于是大家就经常和小张开玩笑，说他现在越来越富态了。但是小张听了之后，并不在意，一笑了之。

但是，小张最近觉得自己经常会出现胸闷、想吐的症状，有时候甚至还会出现肢体麻木的症状。并且越来越健忘，经常刚做完的事情，一会儿就忘记了。家里的人就带他去医院做检查，医生说他患了高脂血症。造成这种病症的主要原因就是肥胖，建议他赶快减肥。

因为小张身体太胖了，做不了特别剧烈的运动，于是小张想要节食减肥，但是这一个月下来，不但自己没减掉多少，胃还饿出了毛病。

小张于是就来找我，问我能不能帮他减减肥，于是我询问了下小张的情况，建议他每天走路一个小时，并且要少吃多餐。

也许是肥胖给他带来的影响太大了，小张这次对自己的锻炼时非常有信心，三个月他就瘦了 10 千克，并且血脂也下降了不少。现在小张依旧是每天坚持走路，他说，只要有一天不走路，那就会觉得没有精神。

有一句话是这样说的："最好的医生是自己，最好的运动是步行。"走路对人体的健康是有很大的帮助的。

走路也是最安全的一项运动，有规律的走路可以增进脑部血液的循环，并且能够很好呢的降低血压和血脂。经常步行，还能够增强腿部肌肉的功能，有效的预防骨质疏松。中年人坚持散步还可以有效的改善大脑，防止患阿尔茨海默症等疾病。

但是需要注意的是，走路是一个循序渐进的过程，在刚刚开始的时候，不可以走得太快，等时间长了，就可以慢慢地加快速度了。上班族最好就是每天坚持走一次或者是两次，每次走半个小时，这样对身体也是非常好的。

另外，在走路的时候，要保持自己的心情愉快，调整好自己的呼吸，尽量让自己全身放松，有时候也可以一边听音乐一边散步。

对于肥胖的人来说，他们的身体条件是有局限性的，因此在走路的时候不要迈太大的步子，每一分钟六七十步就可以了。步行的距离也不要拉得太快，自己的身体觉得舒服就可以了，运动量太大就会给身体造成伤害。

在当今社会，我们的生活节奏也在逐渐地加快，很多人都抱怨自己没有运动的场地，其实，他们不知道，走路就是这一种很好的运动方式。例如下班的时候就可以走路回家；上楼的时候爬楼梯；吃完晚饭后可以去公园散散步；在休息的时候，可以到郊外去散散步。

腿不能不动，学着向后退

天热的时候，在吃完了晚饭以后，很多人喜欢出来乘凉。

一个夏日的晚饭后，我去了体育场，体育场上的人非常多，看来强身健体已经深入人心了。在跑道上，有很多的人，有些人在慢跑，有些人在快走，还有一些人倒着走。

"爸爸，那边的阿姨为什么要倒着走啊？"有一个小女孩拉着爸爸的手问道。

"这位阿姨是在锻炼身体呢！"

"但是倒着走也能锻炼身体吗？"

"是的。"

"那为什么我们不倒着走呢？爸爸我也想倒着走。"小女孩叫道。

"大人倒着走好，你是……你还是小孩子，用不着倒着走。"这个中年人支支吾吾地说。

倒着走确实对身体是有好处的，有一句老话是这样说的："要得腿不废，走路往后退。"可以看出倒着走的好处是非常多的。

"后退走"也可以叫作"倒走"，就是身体向后退，缓慢的向前行走。在走路的时候，膝盖要伸直，头也要略微的向后仰，提起胸膛，自然呼吸，双手握拳，自然下垂，随着身体的走动前后自然的摇摆。

在倒着走路的时候，腰身伸直，身体也略微的向后仰，这样腿和背部就会承受很大的动力，使这些很少得到锻炼的部分也就会得到了锻炼。有些人现在经常在办公室伏案工作，长时间的工作之后，就会觉得腰酸背疼，没有精神。如果在休息的时候，能够经常的锻炼着倒着走，那么身体的疲劳症状就会大大的减轻。

青少年有时候因为坐姿不正确，年纪轻轻就有驼背的毛病。如果能够坚持倒着走，那么就可以很好地预防这种疾病的发生。

随着年龄的增加，人体中的各个器官也正在逐渐的衰竭，很容易出现慢性的腰腿疼，长期倒走，就会减缓这种疼痛，并且长期倒着走，还可以锻炼小脑，防止小脑萎缩。

当然，倒着走的好处虽然很多，但还是要注意很多的问题，这样就可以避免不必要的危险。

首先，在倒着走的时候要选择安全的地点。这是因为倒着走的时候眼睛不能看后方，所以在选择场地的时候，一定要选择安全的地方。不可以在车辆很多的地方，那样就会非常的危险。住在城市中的居民，可以选择公园中或是偏僻的体育场。农村的话就更方便了，可以在宽敞的野地里，这样不仅可以多锻炼身体，还可以呼吸到新鲜的空气。

其次，在倒着走的时候，还要注意走路的节奏，不可以走得太快，因为容易跌倒。

再次，在倒着走的时候，不可以一直都看后面。那样不仅不会达到预期的锻炼效果，还很容易损伤脊椎。在刚刚学习倒着走的时候，因为害怕会摔倒，所以会向后看，这也是可以理解的。以后习惯了之后就要尽量不向后看，时间长了，就可以行走自如了。

另外，倒着走因为节奏非常的慢，所以非常适合大众，对于高血压和冠心病的患者也是非常好的运动方式。但是对于一些人来说，要注意锻炼的时间和距离。

运动切忌"顶风上"

老杨平常酷爱健身，并且在每天早上六点钟的时候，还会组织同龄人集体锻炼。

有一天早上六点钟，我下楼的时候，碰见了老杨，但是看到他却是无精打采的。

"你今天怎么没去锻炼啊？"我问。

"我有点感冒发烧，这几天一直都在医院里面输液呢！"老杨的鼻子还曩曩的。

"那你要好好注意身体了，夏天感冒很不容易痊愈的，你是不是晚上没盖被子，着凉了啊？"

"我觉得应该不是，这几天的天气太热了，昨天早上锻炼回来以后，我全身都被汗浸湿了，于是就站在电风扇下面吹，没想到中午的时候头就开始晕晕的，晚上就发烧了，哎，果然是年纪大了，禁受不住风寒。"

常言道："出汗不迎风。"其主要意思是指人们出汗之后，千万不要吹风。很多人在运动之后感觉身体非常的热，为了贪图一时的凉快，就会脱衣服开空调。这样确实会变得很凉快，但是极有可能出现感冒、着凉的情况。

这是因为，人们一旦出汗以后，身体内的毛孔处于全部打开的状态，若是马上吹风，病毒就会乘虚而入，这样就会引起感冒。若是受风的时间过长，还会引发一些炎症。所以说，在出了汗以后不可以马上吹风，要先用热毛巾将身上的汗擦干，然后更换干爽一些的服装，减少身体的燥热感。